Elena Hoti

Aufstiegschancen von Frauen im Gesundheitswesen

Welche Hindernisse erschweren Frauen den Zugang zu Führungspositionen im Krankenhaus?

Bibliografische Information der Deutschen Nationalbibliothek:

Die Deutsche Nationalbibliothek verzeichnet diese Publikation in der Deutschen Nationalbibliografie; detaillierte bibliografische Daten sind im Internet über http://dnb.d-nb.de abrufbar.

Impressum:

Copyright © Social Plus 2020

Ein Imprint der GRIN Publishing GmbH, München

Druck und Bindung: Books on Demand GmbH, Norderstedt, Germany

Covergestaltung: GRIN Publishing GmbH

Inhaltsverzeichnis

1 Einleitung

1.1 Problemstellung

Die *Unterrepräsentanz von Frauen in Führungspositionen* gewinnt angesichts der steigenden Erwerbstätigkeit der Frauen immer stärker an Bedeutung. Die Frauen machten im Jahr 2017 46,5% der Gesamtbeschäftigten aus, was im Vergleich zu dem Anteil von 1997 eine Steigerung um knapp 3,6 % bedeutet. In Führungspositionen hat sich der Anteil der Frauen seit 1997 um 2,6 % erhöht (Statistisches Bundesamt (Destatis), 2017a). Mit Blick auf die 160 größten Unternehmen lässt sich feststellen, dass Frauen in Aufsichtsräten im Jahr 2014 lediglich einen Anteil von 17% in Führungspositionen ausmachten (Kaup, 2016, S. 15). Ähnlich verhält es sich im öffentlichen Sektor, wobei die Verteilung hier etwas besser zugunsten der Frauen abschneidet (Kohaut und Möller, 2013, S. 1).

Angesichts des allgemeinen Gleichbehandlungsgesetztes, welches das Ziel verfolgt „[...]Benachteiligungen aus Gründen [...] des Geschlechts [...]" (Antidiskriminierungsstelle des Bundes, 2019) entgegenzuwirken, sollte das Geschlecht bei Ein bzw. Aufstieg in einem Beruf oder eine höhere Position keine Hürde darstellen. Neben diesem Gesetz, die zu keiner wesentlichen Verbesserung des Frauenanteils geführt hat, wurde am 1. Mai 2015 eine weitere Maßnahme mit der Einführung der Frauenquote ergriffen. Gemäß dieser Quelle sollen die Frauen mit einem Anteil von 30% in Aufsichtsräten vertreten sein. Seitdem ist der Anteil in Führungspositionen gestiegen, gemessen an dem Anteil der Frauen an der Gesamtbeschäftigung ist er jedoch immer noch gering (Bath, 2019, S. 106-107). Zur Kennzeichnung des Hindernisses für die Unterrepräsentanz wird meist der Ausdruck „gläserne Decke" als Metapher verwendet. Dazu zählt unter anderem, dass Frauen in unserer Gesellschaft nach wie vor die Rolle einer „Hausfrau" einnehmen und für die Familie Sorge zu tragen haben (Eckes, 2008, S. 179-180). Andererseits wird die Rolle der Führungskraft meist mit den männlichen Attributen in Verbindung gebracht, was die Aufstiegschancen von Frauen verringert (Henn, 2012, S. 196).

Der beliebteste Tätigkeitsbereich der Frauen ist der Dienstleistungssektor, indem die Frauen einen Anteil von 62% ausmachen. Dabei ist jede dritte Frau im Gesundheitswesen tätig, wie das statistische Bundesamt aufzeigt (Statistisches Bundesamt (Destatis) 2017b, S. 38).

Im Rahmen des Bachelorstudiengangs „Management sozialer Dienstleistung" nimmt diese Thesis demzufolge eine soziale Einrichtung im Gesundheitswesen, genauer die Institution Krankenhaus in den Blick. In den Krankenhäusern in Deutschland machen Frauen in der Gesamtbeschäftigung über 75% aus (Statistisches Bundesamt (Destatis) 2017c, 42,51). Gemessen an ihrem Anteil in den Führungspositionen sind Frauen jedoch weiterhin unterrepräsentiert (Kalaitzi et al., 2017, S. 459).

Als Führungskraft im Krankenhaus werden in dieser Arbeit folgende Berufe gesehen: Geschäftsführung (bestehend aus Chefärzten/Innen und/oder ärztlichen Direktoren/Innen), Oberärzte, Fachärzte/innen und Vertreter/Innen der Abteilungs- oder Stationsleitung (Rixgens, 2018, S. 6-7). Obwohl auch beim ärztlichen Personal insgesamt rund 46% Frauen tätig sind, sind sie in den höheren Positionen (als Geschäftsführer/innen und Chefärzte/Innen) nur mit knapp 12.5 % vertreten (Statistisches Bundesamt (Destatis), 2017b, S. 42). Genau hier setzt die Fragestellung an, die in dieser Arbeit erforscht wird. Die Verteilung des Personals in den verschiedenen Fachrichtungen wird hier aufgrund des geforderten Umfanges der Thesis vernachlässigt. Außerdem wird keine klare Differenzierung zwischen Ärzten/Innen und Managern/Innen vorgenommen, da die Managementaufgaben auch von Ärzten/Innen ausgeführt werden müssen (Rixgens, 2018, S. 7).

1.2 Fragestellung und Vorgehensweise

Im Hinblick auf die Ungleichverteilung der Geschlechter in Krankenhäusern auf horizontaler und vertikaler Ebene wird im Laufe der Arbeit die folgende Frage bearbeitet: *Welche Hindernisse halten Frauen im Krankenhaus vom Aufstieg in eine höhere Führungsposition ab?* Um die Frage adäquat beantworten zu können, ergeben sich weitere Teilfragen bezüglich der individuellen, sozialen und strukturellen Einflüsse, die sich auf die Aufstiegschancen von Frauen auswirken. Um sich der Thematik anzunähern, wird zu Beginn eine terminologische Klärung durchgeführt, gefolgt von der horizontalen und vertikalen Segregation und bekannten Erklärungsansätzen zur Unterrepräsentanz von Frauen in Führungspositionen. Bei der Segregation werden mit statistischen Daten die geschlechtliche Verteilung auf dem Arbeitsmarkt und in den Hierarchiestufen dargestellt. Folglich wird die *gläserne Decke*, bei der unsichtbare Hürden Frauen vom Aufstieg in eine höhere Position aufhalten, als Ausgangsphänomen genommen (Abele, 2013, S. 42). Darauf aufbauend werden individuelle Unterschiede und Defizite, strukturelle und schließlich soziologische Ansätze als Erklärung herangezogen, woran der Aufstieg scheitern könnte. Dabei wird sich auf die Unterrepräsentanz der Frauen auf dem allgemeinen Arbeitsmarkt bezogen, welches den Rahmen für das folgende Kapitel bilden soll. Kapitel 3 dient zunächst dazu den Leser/Innen einen groben Überblick und Hintergrundwissen über die Unterrepräsentanz von Frauen in Führungspositionen zu verschaffen. Zudem dient es als Grundlage für das folgende Kapitel.

In Kapitel 5 wird anfangs das Krankenhaus als Organisation und die Führung im Krankenhaus erklärt. Im Anschluss wird eine aktuelle Bestandsaufnahme der Personalstruktur vorgenommen. Schließlich werden die in Kapitel 3.3 aufgeführten Erklärungsansätze auf das Krankenhaus übertragen und der erste Versuch gewagt, die Unterrepräsentanz in Krankenhäusern von Frauen zu erklären. Mit dem Fokus auf Krankenhäuser werden dann weitere Ansätze, wie persönliche Merkmale und strukturbedingte Hindernisse, als Erklärung für die Unterrepräsentanz von Frauen in Führungsposition herangezogen. Diese Hindernisse gelten als die wichtigsten Einflussfaktoren und werden daher fokussiert behandelt. Abschließend werden Handlungsempfehlungen für Krankenhäuser und für Frauen gegeben und die gewonnenen Ergebnisse zusammenfassend in einem Fazit dargestellt.

2 Theoretische Grundlegungen

2.1 Begriffsbestimmungen

Um ein einheitliches Verständnis der Thematik zu bekommen, ist es notwendig, grundlegende Begrifflichkeiten wie „Führung", „Führungskraft" und „Führungsstile" zu definieren, um Hintergrundwissen für die nachfolgenden Kapitel zu erhalten. Darauf aufbauend wird dann der Fokus auf die Kompetenzen einer Führungskraft gelegt, um das Bild einer idealen Führungskraft zu komplettieren.

2.1.1 Definition: Führung, Führungskraft

Zu dem Begriff der "Führung" findet man in der Literatur zahlreiche Definitionen, die aber inhaltlich das Gleiche aussagen. Bea und Schweitzer (2011) beschreiben die Führung als eine „ [...] zielorientierte Gestaltung von Unternehmen (Unternehmensführung) bzw. zielorientierte Beeinflussung von Personen (=Personalführung)" (S. 23). Hier geht es also nicht in erster Linie nur darum, das Unternehmen zu führen, sondern auch das Personal. Dies bestätigt unter anderem auch Bryman (2013). Er definiert Führung als einen sozialen Einfluss, in dem eine Person die Gruppenmitglieder zielorientiert lenkt (S. 2). Mit dem Wortlaut „zielorientiert" ist das Unternehmensziel, bzw. Mission / Vision des Unternehmens gemeint, denn hier liegt auch der Sinn des Arbeitsverhältnisses.

In der deutschsprachigen Literatur herrscht relative Einigkeit im Hinblick auf zwei Dimensionen der Führung. Man unterscheidet zwischen der funktionalen und institutionellen Führung (Hammer, 2015, S. 4; Daum, Petzold und Pletke, 2016, S. 225). Der funktionale Ansatz geht unabhängig von der führenden Person aus und betrachtet nur die Handlungen, die zur Steuerung der betrieblichen Leistungsprozesse erforderlich sind. Der institutionelle Ansatz hingegen geht von der Führungskraft oder von mehreren Führungskräften aus, die eine bestimmte Weisungs- und Entscheidungsbefugnis haben. Diese Perspektive der Führung versteht die Einrichtung/ die Organisation/ das Unternehmen als Institution, indem sich Personen befinden, die Führungsverantwortung besitzen und Führungsaufgaben wahrnehmen (Hammer, 2015, S. 4). Der Schwerpunkt wird im Folgenden wird auf die letztere Perspektive gelegt, da man von der Führung einer Person, nämlich der Frau, ausgeht, die auf der höheren Hierarchieebene Leitungsbefugnisse besitzt.

Auch die Definition der Führungskraft kommt dem Begriff der Führung sehr nahe. Im englischsprachigen Raum wird für das Wort *Führungskraft –„ Leader"* verwendet (Dillerup und Stoi, 2016, S. 9). Führungskräfte sind laut Winston und Patterson (2006) einhergehend mit der Definition von Führung, eine oder mehrere Personen, die eine/n oder mehrere Mitarbeiter/Innen auswählen, ausstatten, ausbilden und beeinflussen, die über verschiedene Gaben, Fertigkeiten und Fähigkeiten verfügen und den / die Mitarbeiter/Innen auf die Mission und die Ziele der Organisation fokussieren. Dies führt dazu, dass die der/die Mitarbeiter/Innen freiwillig und mit Begeisterung psychische, emotionale und körperliche Energie in einem abgestimmten koordinierten Bemühen aufwenden, um die organisatorische/n Mission und Ziele zu erreichen (S. 7).

In diesem Rahmen werden aufgrund der ähnlichen Definition „Führung" und „Management" bzw. „Führungskraft" und „Manager/In" als Synonym verwendet.

2.1.2 Führungsstile

Im Folgenden wird auf verschiedene Führungsstile eingegangen, um ein Bild darüber zu vermitteln, wie geführt werden kann. Des Weiteren kann auf dieser Basis im späteren Verlauf gezeigt werden, welche Führungsstile geschlechtsspezifisch sind.

Unter Führungsstile versteht Mahlmann, die Art und Weise, wie Vorgesetzte, Geschäftsführer/Innen und/ oder Manager/Innen in einem Unternehmen die Führung der Mitarbeiter/Innen gestalten. Dieser Umgang hängt natürlich sehr mit den Charaktereigenschaften der Führungskraft zusammen, jedoch spielt auch die Art des Unternehmens hierbei eine wichtige Rolle (Mahlmann, 2011).

Zur gewinnorientierten bzw. zur betriebswirtschaftlichen Führung hat Kurt Lewin mehrere Führungsstile genannt, worauf im Folgenden besonders auf drei jener eingegangen wird. Seine Ansätze beziehen sich auf den Einfluss der Führungsstile auf verschiedene Gruppenstrukturen und stellen den Führungsstil eindimensional dar (Glöckler und Maul, 2010, S. 27). Es wird nur die Perspektive der Führungskraft betrachtet, wobei die Kompetenzen der Mitarbeiter/Innen außer Acht gelassen werden. Es wird zwischen autokratischem, demokratischem und laissez-fairem Führungsstil unterschieden.

Autokratischer Führungsstil: Diese Art von Führung ist eine bevormundende Selbstherrschaft, welche die Mitarbeiter/Innen weder berücksichtigt noch mit beteiligt (Capra, 1992, S. 85).

Charakteristika sind hier, dass die Führung hierarchisch und durch direkte Anweisung stattfindet. Die Kommunikation findet einseitig statt, ohne die Meinung der Mitarbeiter/Innen in Rechnung zu stellen. Der/die Vorgesetzte delegiert Aufgaben, trägt die gesamte Verantwortung und trifft alle Entscheidungen alleine. Die Mitarbeiter/Innen hingegen führen Ihre Aufgaben durch, tragen dafür jedoch keine Verantwortung, was zur dauerhaften Kontrolle durch die Führungskraft führt (Glöckler und Maul, 2010, S. 29).

Der demokratische Führungsstil: Teamorientierung steht bei diesem Führungsstil an erster Stelle. Mitarbeiter/Innen werden in die Entscheidungen des Vorgesetzten mit einbezogen. Auf diese Weise verteilt sich mit der Delegation der Aufgaben auch die Verantwortung, denn nun übernehmen auch die Mitarbeiter/Innen für ihr Handeln Verantwortung. Zudem nimmt die Kontrolle von „oben" ab und der Fokus liegt nicht allein auf der Führungskraft, sondern auf dem gesamten Team. Anders als beim autokratischen Führungsstil, findet die Kommunikation zweiseitig statt und man begegnet sich mit gegenseitigem Respekt (ebd., S. 30). Die Mitarbeiter/Innen haben hier eine höhere Motivation und kreative Potenziale können ausgenutzt werden, jedoch benötigt die Entscheidungsfindung mehr Zeit, da nun mehrere Verantwortliche beteiligt sind.

Der Laissez-faire Führungsstil: Dieser Führungsstil ist charakterisiert durch seine Liberalität. Hier überträgt die Führungskraft sowohl Aufgaben, als auch die damit verbundenen Entscheidungen und die daraus resultierende Verantwortung an die Angestellten. Sie entscheiden selbst, wie sie ihre Aufgaben bewältigen. Kontrolle findet hierbei von Seiten der Führungskraft überhaupt nicht mehr statt. Die Zusammenarbeit zwischen Mitarbeiter/Innen und Führungskraft ist nicht gegeben. Stattdessen sind die Mitarbeiter/Innen nur auf sich selbst gestellt (ebd., S. 31). Die Mitarbeiter/Innen können ihre Individualität und Kreativität entfalten. Allerdings herrscht unter Umständen auch mangelnde Disziplin, was zwangsläufig zu Konflikten führt.

2.2 Kompetenzen von Führungskräften

Spricht man in Alltagssituationen über Kompetenzen, so bringt man dies meist mit den Fähigkeiten und dem Können einer Person in Verbindung. Heyse und Erpenbeck (2004) beschreiben Kompetenz auch als Fähigkeit, sich selbst zu organisieren. Sie beinhaltet individuelle Absichten und Werte, bezieht sich auf die ganze Person und ist subjektbezogen, d.h. sie muss nicht fremdbestimmte Anforderungen erfüllen (Heyse und Erpenbeck, 2004, S. XVI zitiert nach Bröckermann, 2016,

S. 39). Da diese Definition zu breit gefächert ist, bedarf es einer komprimierteren Begriffsbestimmung, welches auf die Kompetenzen von Führungskräften spezialisiert ist.

Laut Fleps und Büser (2002), können die Kompetenzen einer Führungskraft mit Handlungskompetenzen gleichgesetzt werden, da aus ihrer Rolle der Führungskraft, ihre Handlungen resultieren (S.25). Hülshoff (2000) zog zur Differenzierung vier Kompetenzbereiche heran: Die Fach-, Methoden-, Sozial- und Persönlichkeitskompetenz (S. 365f. zitiert nach Fleps und Büser 2002, S. 25 f.).

Das fachliche Wissen (Fachkompetenz) allein reicht bei einer Führungskraft eines Unternehmens nicht aus. Es ist wichtiger, dieses Wissen als Führungskraft um- und durchzusetzen (Methodenkompetenz). Weiterhin ist die Kommunikation zu den Mitarbeitern/Innen und der Umgang mit ihnen bedeutend (Sozialkompetenz) (Steiger und Lippmann, 2013, S. 70). Nicht außer Acht zu lassen ist die Persönlichkeitskompetenz, die dazu beiträgt, das Handeln im Unternehmen mit den eigenen Werten und Überzeugungen zu verbinden (Fleps und Büser, 2002, S. 26). Hier funktionieren die Kompetenzen nicht nur als einzelnes Element, sondern sollen miteinander kombiniert werden, um dann die optimale Führung zu gewähren (ebd.).

Wildenmann (2015) stellte 15 Management-Kompetenzen auf und definierte diese als „[...] Handlungsmöglichkeiten von Führungskräften im Rahmen des Management-Kontextes" (S.139). Zu den 15 Kompetenzen einer Führungskraft gehören laut Wildenmann unternehmensorientierte Kompetenzen wie z.B. Entscheidungen fällen zu können, Meetings erfolgreich durchzuführen und erfolgsorientiert zu planen (ebd.). Hinzu kommt die Kompetenz des unternehmerischen Handelns, was bedeutet, dass die Tätigkeiten, die die Führungskraft ausführt, im Sinne des Unternehmensziels sind und Aufgaben auch delegiert werden können. Vergleicht man dies mit den Handlungskompetenzen nach Hülshoff, könnte dies unter die sogenannte „Fachkompetenz" fallen.

Dass ein/e Manager/In flexibel in seinem/ihrem Handeln sein muss, ist unbestreitbar, da er/sie sich jeder neuen Situation angemessen verhalten bzw. handeln muss. Hierzu hat Fiedler auch den Situationsansatz hinzugezogen, der beschreibt, dass die Führungskraft situationsbedingt handeln muss und nicht einen Führungsstil kontinuierlich ausübt (Steiger und Lippmann, 2013, S. 44; Böckermann, 2016, S. 278). Weiterhin sollte die Führungskraft nach Wildenmann durch Abstraktion den Überblick behalten können, politisches Geschick haben, konfrontieren und sich durchsetzen können (Wildenmann, 2015, S. 139). Solche Art der Kompetenzen, die fordern, dass die Führungskraft hier Maßnahmen einsetzt und handelt, können mit der Methodenkompetenz gleichgestellt werden.

Ferner zählt die Sozialkompetenz zu den wichtigen Fähigkeiten, die als Oberbegriff für folgende Management -Kompetenzen Wildenmanns dienen kann: Positive Arbeitsatmosphäre gestalten, konstruktive Zusammenarbeit schaffen, interkulturelle Kompetenzen besitzen und eine effektive Kommunikation führen (ebd.).

In Anbetracht der Definition von Führung, gehört auch die Personalführung dazu. Diese beinhaltet neben den unter der Sozialkompetenz aufgeführten Fähigkeiten, auch die Fähigkeit, die Mitarbeiter/Innen für Ihre Arbeit begeistern zu können und zu motivieren. Dies ist ein sehr wichtiger Bestandteil der Führungskompetenz und ist nicht von den beiden Autoren erwähnt worden.

Die „Persönlichkeitskompetenz" bezeichnen Fleps und Büser als „ *Fundament aller sachlicher Aktivitäten*" (Fleps und Büser, 2002, S. 34). Dies sei die wichtigste Kompetenz, die alle anderen Kategorien in einem vereine, jene, die die Führungskraft als eine vertrauenswürdige, sympathische, autoritäre und schlüssige Persönlichkeit wirken lässt (ebd.). Ein weiterer wichtiger Punkt, welcher von den bisherigen Autoren nicht erwähnt wurde, ist die Erreichbarkeit bzw. die Präsenz der Führungskraft im Unternehmen. (Tonn 2016, S. 199). Dies zeigt die hohe Einsatzbereitschaft der Führungskraft und geht mit höherem Arbeitsvolumen im Unternehmen einher (ebd.).

Hier wurde nur ein kleiner Überblick über die erforderlichen Kompetenzen aufgeführt, was jedoch für die grundlegende Einführung in die Thematik ausreicht. An dieser Stelle soll dennoch darauf hingewiesen werden, dass sich die Autoren/Innen Henn sowie Steiger und Lippmann tiefgründiger mit der Thematik befasst haben (Henn 2012, S. 78, 28 ff; Steiger und Lippman, 2013, S.113 ff).

Die Anforderungen von Führungskräften weisen zahlreiche Facetten auf und sind nicht auf wenige Begriffe zu reduzieren. Es gibt nicht die eine optimale Kompetenz, die Führung erfolgreich macht. Es ist vielmehr eine Kombination zwischen den Kompetenzen, die man gegenüber den Mitarbeitern/Innen, der Organisation und sich selbst aufweisen muss (Fleps und Büser, 2002, S. 25).

3 Frauen auf dem Arbeitsmarkt und in Führungspositionen

Im weiteren Verlauf des Kapitels wird auf die horizontale und die vertikale Segregation von Frauen auf dem Arbeitsmarkt eingegangen, um einen Überblick über das Erwerbsverhältnis der Frauen darzustellen. Schließlich wird anhand von weitverbreiteten Erklärungsansätzen versucht, eventuelle Ursachen für die Unterrepräsentanz herauszukristallisieren. Diese werden im darauffolgenden Kapitel auf das Aufstiegsverhalten von Frauen im Krankenhaus übertragen.

3.1 Horizontale Segregation

Die Daten des Statistischen Bundesamtes im Jahr 2017 sagen aus, dass knapp 47% der Arbeitsplätze von Frauen belegt sind (Statistisches Bundesamt (Destatis) 2017b). Diese Statistik macht deutlich, dass fast genauso viele Frauen wie Männer erwerbstätig sind. Dabei sind von den beschäftigten Frauen 0,88% in der Land- und Forstwirtschaft, 14 % in produzierende Gewerbe, 24,5 % in Handel, Gastgewerbe und Verkehr; Information und Kommunikation und über 60% in sonstige Dienstleistungen tätig. Die Männer hingegen sind mit nur 32% im Bereich der sonstigen Dienstleistungen wiederzufinden (ebd.). Bei der horizontalen Segregation ist deutlich zu sehen, dass über die Hälfte der beschäftigten Frauen in Deutschland in dem tertiären Sektor tätig sind. Dies könnte daran liegen, dass sich die Frauen mit den Dienstleistungsberufen am meisten identifizieren können. Eines der Merkmale von Dienstleistungsberufen ist nach Bruhn der direkte Kontakt zwischen Anbieter und Nachfrager (Bruhn, 2016, S. 21). Wie im Folgenden dargestellt wird, haben die Frauen eine Sozialkompetenz, die sie in Ihrem Beruf, durch den persönlichen Kontakt zu den Dienstleistungsempfängern, entfalten können.

3.2 Vertikale Segregation

Bei der vertikalen Segregation handelt es sich um die Aufteilung von Frauen und Männern auf der Hierarchieebene in verschiedenen Branchen. Hier kann man die Klassifizierung in zwei Führungsebenen vornehmen und direkt die Verteilung der Frauen miteinander vergleichen. Diese Einteilung besteht in der ersten Führungsebene aus Führungskräften, die im Top-Management tätig sind. Diese Personen befinden sich ist an der Spitze des

Unternehmens, sei es als Vorstandsmitglieder, Geschäftsführer/Innen oder Direktor/Innen. In der zweiten Führungsebene sind die Führungskräfte für das Umsetzten von Top-Management-Entscheidungen zuständig und sind bspw. Betriebs- oder Abteilungsleiter/Innen (Habermann-Horstmeier und Albrecht 2007, S. 17; Daum, Petzold und Pletke, 2016, S. 225).

Vergleicht man die Frauen in Führungspositionen in Deutschland mit den restlichen EU-Ländern stellt sich heraus, dass Deutschland auf Platz 23. liegt. Dies liegt unterhalb des Durchschnittes von 33 % und beträgt in Deutschland ca. 29% (Lutz 2018, S. 22). Kohaut und Möller zeigen in ihrem Bericht, dass der Frauenanteil auf der ersten Führungsebene seit 2004 konstant bei knapp 25% liegt. Der Frauenanteil der zweite Führungsebene stieg hingegen von 33% im Jahr 2004 auf 39% im Jahr 2014 (Kohaut und Möller, 2016, S. 1). Betrachtet man parallel noch die Entwicklung der Frauen in der Gesamtbeschäftigung (Im Jahr 2014=43%), ist ersichtlich, dass der Anstieg nicht auf die Gesamtbeschäftigungsquote zurückzuführen ist, da sich dieser nur unwesentlich verändert hat (ebd.).

Die genauen Prozentsätze variieren je nach Quelle. So stellt Kaup fest, dass der Frauenanteil im Top-Management im Jahr 2013 bei 21,7% lag (Kaup, 2015, S. 37). Die Diskrepanz ist möglicherweise auf unterschiedlichen Befragungsgruppen von unterschiedlich großen Unternehmen zurückzuführen

Alle Autoren sind sich allerdings einig, dass der Anstieg auf der ersten Führungsebene sehr wenig steigt, während es bei der zweiten Führungseben steiler nach oben geht (Kaup, 2015, S. 38).

Ein möglicher Grund könnte die Auswahl des Berufes sein, denn in Bereichen wie Erziehung und Unterricht sowie Gesundheits- und Sozialwesen sind über 60% der Führungskräfte Frauen (Statistisches Bundesamt (Destatis), 2019; Struthmann, 2013, S. 23). Zumal sich der Anteil der Männer in den anderen Bereichen gleichmäßig verteilt und zusätzlich auch mehr von ihnen in den Führungspositionen aufzufinden sind.

3.3 Erklärungsansätze für die Unterrepräsentanz von Frauen in Führungspositionen

Im Folgenden sollen ersten Erklärungsansätze zur Unterrepräsentanz von Frauen in diesen Führungspositionen aufgezeigt werden. Dabei wird vom Ausgangsphänomen des Glassceiling - Effekts ausgegangen. Der Fokus wird auf bekannte individuelle, strukturelle und soziale Erklärungsansätze gelegt.

3.3.1 Glassceiling-Effekt als Ausgangsphänomen

Der Glassceiling- Effekt dient als Erklärungsansatz weshalb Frauen im unteren und mittleren Management durch unsichtbare Mechanismen (die gläserne Decke) daran gehindert sind, bestimmte höhere Top-Management Positionen zu erreichen (Henn, 2012, S. 77; Kaup 2015, S. 25). Cotter et al. beschreiben diesen Effekt auch folgendermaßen: „The popular notion of glass ceiling effects implies that gender (or other) disadvantages are stronger at the top of the hierarchy than at lower levels and that these disadvantages become worse later in a person's career" (Cotter et al., 2001, S. 655). Die Definition benennt neben dem Geschlecht also auch andere Einschränkungen als Hindernis für den Aufstieg. In dieser Arbeit wird jedoch nur auf die Benachteiligung aufgrund des Geschlechts eingegangen, um ein einheitliches Verständnis zu schaffen. Brettschneider fügt weiterhin hinzu, dass ein Wechsel in eine Position auf gleicher Hierarchieebene, um beispielsweise mehr Entscheidungsbefugnisse zu haben, mindestens genau so schwierig für Frauen ist (Brettschneider, 2008, S. 65). Dieser Effekt impliziert im Grunde genommen alle möglichen Hindernisse, die Frauen beim Aufstieg behindern oder den Aufstieg verwehren (Weissenrieder et al., 2017, S. 116).

Kritiker wie Eagly und Carli hingegen sind der Ansicht, dass die Metapher der gläsernen Decke nicht zeitgerecht sei, denn diese würde voraussetzten, dass Männer und Frauen im unteren und mittleren Management gleich oft vertreten sind (Eagly und Carli, 2007). Dies ist jedoch nicht der Fall, denn wie Kohaut und Müller in ihrer Studie herausarbeiten, unterscheidet sich der Anteil an Frauen und Männern in verschiedenen Branchen. Während Frauen im Gesundheits- bzw. Erziehungsbereich in der zweiten Führungsebene mit 70% vertreten sind, findet man sie im Bereich des Baugewerbes nur mit einem Anteil von 12% wieder (Kohaut und Möller 2013, S. 4). Nichtsdestotrotz wird diese Metapher hier als Grundlage zum besseren Verständnis der Hindernisse genommen, da dieses die Basis für die darauffolgenden speziellen Erklärungsansätze dienen soll. Diesen Ansatz als eigenständigen Erklärungsansatz für die Unterrepräsentanz zu nehmen, lässt der Rahmen der Thesis nicht zu.

3.3.2 Individuelle Unterschiede und Defizite

Die Person der Führungskraft ist in den meisten Fällen mit den männlichen Attributen verbunden: „Think Manager – think male" (Henn, 2012, S.196-197; Neuberger, 2002, S. 804), daher ist dieser Aspekt nicht zu vernachlässigen.

Männern und Frauen haben unterschiedliche Führungsstile und unterschiedliches Denken in Bezug darauf, wie man Führungserfolg erreicht. Während Männer den Führungsstil bevorzugen, der disziplinarisch und korrigierend ist (nach Lewin: autokratisch), neigen Frauen in Führungspositionen dazu Mitarbeiter/Innen zu unterstützen, zu motivieren und sie zusätzlich zu belohnen (nach Lewin: demokratisch) (Henn, 2012, S. 71). Des Weiteren setzten sie Ziele, sie setzten sich für Verbesserung im Unternehmen ein und entwerfen Pläne (Henn 2010, S. 12). Neuberger fügt weiterhin hinzu, dass der männliche Führungsstil von Effektivität, Erfolg und Distanz zu Soziallbeziehungen geprägt ist (Neuberger, 2002, S.788). Um als Autorität im Unternehmen anerkannt zu werden, bevorzugen es die Frauen, ihre Stärke, die Sozialkompetenz, durchzusetzen und stattdessen auf die dominante Rolle (autokratisches Verhalten der Männer) zu verzichten (Henn 2010, S. 12; 2009, S. 186). Sie bilden das „Herz" des Unternehmens und legen Wert auf Kreativität und Eigeninitiative (Neuberger, 2002, S. 788). Ein häufiger Fehler von Frauen in Führungspositionen ist laut dem Bundesministerium für Familie, dass die Frauen ihre Sozialkompetenz unterdrücken und stattdessen verbissen versuchen, ihre möglicherweise falschen Überzeugungen durchzusetzen und somit genau sozial kontraproduktiv agieren (Bundesministerium für Familie et al., 2010, S.53).

Stellt man nun die unterschiedlichen Führungsstile der Geschlechter den Kompetenzen der Führungskraft gegenüber, neigt man dazu, dem Phänomen „Think Manager- think male" zu widersprechen. Den Männern wird vielleicht die Fachkompetenz zugeschrieben, welche beispielsweise die Leistungsorientierung ist, unternehmerisches Handeln oder auch Durchsetzungsvermögen bei Entscheidungen, jedoch stehen die Frauen, was die Sozialkompetenz angeht, ganz weit vorne. Sie erachten kollegiale Zusammenarbeit als wichtig und sind durch ihre Empathie bereit, die Mitarbeiter/Innen in die Entscheidungen mit einzubeziehen. Weiterhin ist es wichtig, zu erwähnen, dass auch die Frauen, was Qualifikation anbelangt, nicht zu unterschätzten sind. Das Statistische Bundesamt zeigte, dass zwischen dem Jahr 2015-2017 der Anteil der Frauen als Absolventinnen in Hochschulen bei rund 50,2- 50,8 % lag (Statistisches Bundesamt (Destatis), 2019). Hier ist also ersichtlich, dass es bei den Frauen nicht an Qualifikation oder an Fachkompetenzen mangelt, sondern an möglichen anderen Hindernissen wie bspw. der Aufstiegskompetenz, so Henn (2010, S. 14).

3.3.3 Struktureller Ansatz

In einer Studie, in dem 22000 Unternehmen befragt worden sind, welchen Einfluss Frauen auf den Unternehmenserfolg haben, wurde herausgestellt, dass es einen Zusammenhang zwischen dem Frauenanteil und dem Erfolg eines Unternehmens gibt. Der Anteil von 30% der Frauen in der Chefetage ist signifikant mit einem 15% höherem Nettoumsatz. Dabei müssen die Frauen nicht die Spitzenposition wie bspw. den Vorstandsvorsitz erreichen, sondern es reicht schon, wenn sie Teil des Vorstandes oder der Chefebene sind (Noland, Moran und Kotschwar, 2016, S. 16).

Nichtsdestotrotz sind die Frauen in Führungspositionen unterrepräsentiert. Auch Rosabeth Kanter hat sich mit dieser Thematik beschäftigt und hat im Zuge dessen den Tokenism - Ansatz aufgestellt. Sie erklärt, dass die Frauen, also die „tokens", in ihrer Organisation die Minderheit darstellen und durch ihre „Visibilität", „Kontrast" und ihre Assimilation auffallen (Kanter, 1977, S. 210). Diese Auffälligkeit kann sowohl Vor- als auch Nachteile mit sich bringen. Zum einen führt dieser hervorgehobene Status zur guten Sichtbarkeit, was für den Aufstieg in eine höhere Ebene von Vorteil ist. Auf der anderen Seite jedoch, fallen durch diese gute Sichtbarkeit auch kleinere Fehler auf und wird dann somit direkt ihrem Geschlecht zugeordnet „typisch Frau" (Neuberger, 2002, S. 803). Ist sie andererseits erfolgreich in ihrer Position, wird sie als „Mann" abgestempelt („sie steht ihren Mann", „sie hat Standvermögen, „sie hat die Hosen an, „sie hat Biss" usw.) (Henn, 2012, S. 81). Die Position und damit auch der Erfolg eines Unternehmens werden demnach immer in Verbindung mit einem Mann gebracht. So ergeben sich für die Frau in ihrem Status als „token" immer wieder Schwierigkeiten, sich in eine höhere Führungsposition zu etablieren.

Eine andere Sichtweise für den strukturalen Ansatz bietet Joan Acker mit ihrer Theorie des *gendered organization*. Ihr Analysekonzept beinhaltet die Aussage, dass Organisationen kontinuierlich von der Ungleichheit der Geschlechter betroffen sind und dass Geschlechtsneutralität bei keiner bestehenden Organisation herrschen würde (Acker, 2013, S. 86).

Die Geschlechtsneutralität würde in Organisationen die „Jobs" als geschlechtslos und somit körperlos voraussetzen. In der Realität käme aber der echte Mann als Arbeiter dem „körperlosen Job" am nächsten, so Acker (ebd., S. 94). So wird quasi dem Mann die Geschlechtsneutralität und die Suggestion des Arbeitenden unterworfen, während die Frau das Geschlechtswesen darstellt und die Fähigkeit mit sich bringt, ein Kind auf die Welt zu bringen und für die Familie Sorge zu tragen (Schlamelcher, 2011, S. 91).

Diese Ansicht mag historisch eine Relevanz haben und die Argumentation durchaus berechtigt sein, sie ist jedoch auf die heutige Zeit und die heutigen Organisationen schwer übertragbar. Das Geschlecht ist zwar eine maßgebliche Komponente der Organisation und seiner Arbeitsprozesse, sie ist jedoch nicht ausschlaggebend für die Ungleichheit und Hierarchie in Organisationen (Tonn, 2016, S. 116).

Der strukturelle Ansatz ist folglich davon geprägt, welche Assoziationen mit der Person der Führungskraft einhergehen. Hier wird also ein Prototyp der Führungskraft geschaffen, welche vorwiegend mit den Eigenschaften und Fähigkeiten des Mannes korrelieren. Die Frauen haben also gemäß dem Prototyp *Führungskraft* viel weniger Chancen, diese Position einzunehmen und somit das Bild für die ideale Führungskraft zu reformieren.

3.3.4 Die soziologische Rollentheorie

Rollenbilder und Stereotype können als die elementaren und entscheidenden Hemmnisse für den weiblichen Aufstieg angeführt werden (Abele 2013, S. 42). Die bisherige Analyse hat sich darauf beschränkt, wie sich die individuellen und konstitutionellen Einflüsse auf den Aufstieg auswirken. Im Folgenden soll der Fokus auf die sozio-kulturellen Einflüsse des weiblichen Aufstiegs liegen.

Den zwei Geschlechtern werden von der Gesellschaft stereotype Eigenschaften, Verhaltensmuster oder auch Fähigkeiten zugeschrieben. Stereotype sind nach dem deutschen Duden ein [...] [ungerechtfertigtes] Vorurteil über sich oder andere oder eine Sache; festes, klischeehaftes Bild (Duden, 2019). Weiterhin erklärt Eckes die *Geschlechterstereotype* als „kognitive Strukturen, die sozial geteiltes Wissen über die charakteristischen Merkmale von Frauen und Männern enthalten" (Eckes, 2008, S. 178). Eckes unterscheidet in seiner Definition zwischen deskriptiven und präskriptiven Stereotypen. Ersteres gibt darüber Auskunft, wie Frauen und Männer „sind", also welche Eigenschaften und Verhaltensmuster sie haben. Letzteres hingegen teilt mit, welche Eigenschaften Frauen und Männer haben „sollten", also die Erwartungen an die verschiedenen Geschlechter, so Eckes (ebd.). In Zusammenhang mit der Führungsposition werden beide Sichtweisen aufgenommen, da die tatsächlichen und die erwarteten Eigenschaften eines Geschlechts von Bedeutung sind.

Diese Art von Kategorisierung dient zur Reduzierung der Komplexität, dabei werden diese Personen nur auf ihr Geschlecht reduziert und das Individuum außen vorgelassen (Athenstaedt und Alfermann, 2011, S.4). Männern werden demnach dominante Eigenschaften zugeschrieben. Dazu zählen „[…]Unabhängigkeit, Rationalität, Selbstsicherheit, Leistungsorientierung, Konkurrenzfreudigkeit und geringere Emotionalität", so Kaup (2015, S. 67). Dies bestätigt auch Gmür in seiner Studie, indem er weiterhin herausfand, dass die Männer auch als kompetenter, überzeugender, entscheidungsfähiger und analytischer wahrgenommen werden (Gmür, 2006, S. 117).

Frauen werden in der Gesellschaft sowohl emotionale wie auch soziale Eigenschaften zugeschrieben (Henn, 2012, S. 47-48). Dies beinhaltet einerseits Sanftheit, Leidenschaft, Sensibilität und Warmherzigkeit, andererseits auch Hilfsbereitschaft, soziale Umgangsfähigkeit, Empathie, Kooperation und Rücksichtnahme (Kaup, 2015, S. 67). Alice Eagly erklärte in Ihrer "Theorie der sozialen Rollen", dass Menschen so handeln, wie ihre sozialen Rollen das von ihnen erwarten. Man wird den Verhaltenserwartungen gerecht und verstärkt und unterstützt somit die Geschlechterstereotypen (Eagly und Karau, 2002, S. 589).

Insbesondere die Rollen in einer Familie oder in einem Beruf sind davon betroffen. Emotionalität und Expressivität werden der Frau zugeschrieben. Daraus resultiert ihre Hausfrauenrolle und ihre niedrige Position in einem Beruf (Grundschullehrerin, Krankenschwester) (Eckes, 2008, S. 179-180). Merkmale wie Kompetenz und Instrumentalität, die den Männern zugeschrieben werden, übernehmen folglich in der Familie die Ernährerrolle und haben im Beruf einen höheren Status wie bspw. Führungskraft oder Anwalt (ebd., S. 180). Zusammenfassend lässt sich feststellen, dass durch Beobachtung einer Rolle Menschen sofort Eigenschaften zugeschrieben werden. Folglich werden an die Person nun Verhaltenserwartungen gestellt, welche rollengerecht sind. Die beobachtende Person nimmt dann unbewusst diese ihr zugeordnete Rolle mit all den Eigenschaften und Fähigkeiten ein und bestätigt somit die Erwartungen der anderen. Die tatsächlichen Eigenschaften passen sich den erwarteten Eigenschaften an und es entstehen Erwartungsbestätigungsprozesse.

Bezogen auf die Unterrepräsentanz der Frauen in Führungspositionen ergibt sich, dass ein Umdenken der Gesellschaft notwendig ist, bzw. dass auch Frauen selbstbewusst und emanzipiert sein müssen, für ihren gewollten Status zu kämpfen, um dieses Rollendenken somit wenigstens minimal zu ändern. So ist es dann auch für die Zukunft einfacher für die Frauen in diese Position einzutreten.

4 Unterrepräsentanz von Frauen in Führungspositionen in Krankenhäusern

Das folgende Kapitel beschreibt die Unterrepräsentanz von Frauen in Führungspositionen in Bezug auf Krankenhäuser. Dabei wird im ersten Schritt das Krankenhaus als Organisation und die Führung, die im Krankenhaus stattfindet, beleuchtet. Dies soll als Rahmen für die darauffolgende Bestandsaufnahme des Personals dienen um dann mögliche Ursachen der Ungleichverteilung der horizontalen und vertikalen Segregation zu diskutieren. In diesem Abschnitt findet ausschließlich der Bezug zu Krankenhäusern statt.

4.1 Krankenhaus als Organisation

Das Krankenhaus ist eine „medizinische Einrichtung, in der ärztliche und pflegerische Hilfeleistung Erkrankungen, Leiden oder Körperschäden festgestellt, geheilt oder gelindert werden sollen oder Geburtshilfe geleistet wird und in dem die zu versorgende Person untergebracht und verpflegt werden können" (Haisch, Weitkunat und Wildner, 1999, S. 229). Diese Krankenhausleistungen werden in Deutschland von drei Organisationsformen übernommen, und zwar durch staatliche, frei gemeinnützige oder erwerbswirtschaftliche Krankenhäuser. Dabei handeln die Krankenhäuser bei der staatlichen Form unter Aufsicht von öffentlichen Trägern wie z.B. Ländern, Bezirken oder Städten und Gemeinden (Wörz, 2008, S. 25; Haisch, Weitkunat, Wildner, 1999, S. 229). Die frei-gemeinnützigen oder Non-Profit Krankenhäuser befinden sich unter der Trägerschaft einer Organisation, die nicht gewinnstrebend ist und somit vom Staat durch die Steuerfreiheit finanziell entlastet wird (Wörz, 2008, S. 27). Im erwerbswirtschaftlichen und somit privaten Krankenhaus steht die Gewinnmaximierung an erster Stelle, daher werden sie staatlich nicht gefördert (ebd., S. 32). Die Darstellung der drei Organisationsformen hier dient lediglich dazu, das Grundverständnis von Krankenhäusern zu erweitern, wird jedoch im weiteren Verlauf nicht weiter thematisiert, da die Organisationsform in Bezug auf die Fragestellung keine Rolle spielt.

Sieht man sich nun die *innerbetriebliche Organisationsstruktur* an, ist ersichtlich, dass die Organisation Widersprüchen ausgesetzt ist. Die an erster Stelle stehende Krankenhausbehandlung und -versorgung und die damit einhergehende *intime Dienstleistung* steht kontrovers zum Aufgabenbereich der Forschung und Ausbildung. Die naturwissenschaftlichen Leitlinien mit der „existenziellen Betroffenheit" der Patienten/Innen zu vereinen, ist eine große Herausforderung, welche in keinem anderen Dienstleistungsunternehmen in so großem Ausmaß stattfindet, so Küpper (1997, S. 359).

Zu dem Umfang der Verantwortung eines Krankenhauses haben Schmitz und Berchtold eine visuelle Sichtweise dargestellt, indem sie die Subsysteme und ihre Koalition miteinander in einer Grafik dargestellt.

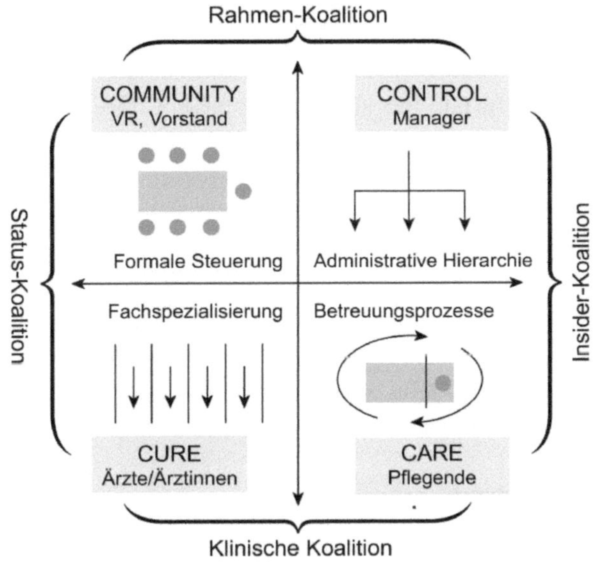

Abbildung 1: Teilsysteme im Krankenhaus
(vgl. Schmitz und Berchtold, 2009, S. 170)

Die Mediziner/Innen (Cure) und die Pflegenden (Care) sind im operativen Bereich tätig und bilden somit das Kerngeschäft eines Krankenhauses und gleichzeitig auch die „Klinische Koalition". Die zwei differenzieren sich jedoch dadurch, dass der/die Ärzt/In sich in seiner/ihrer Fachdisziplin spezialisiert und für Behandlungsentscheidungen zuständig sind. Zusätzlich bilden sie sich in ihrer Fachdisziplin außerhalb des Krankenhausalltags weiter/fort. Die Pflegenden sind für die optimale Patientenversorgung und -behandlung zuständig und sind nur innerhalb der Organisation tätig (Schmitz und Berchtold, 2008, S. 169). Das Management (Control) übernimmt die Gesamtsteuerung und hat den Überblick über Ressourcen wie Betten, Budget und Stellen. Der Geschäftsführer und der Vorstand als Repräsentanten der Öffentlichkeit bilden die Community (ebd., S. 169-170). Die vier Subsysteme arbeiten sowohl unabhängig voneinander als auch zusammen. Während Ärzte/Innen in Bezug auf die Patientenversorgung die „klinische Koalition" bilden, arbeiten diese auch mit den Verwaltungsräten und Personen des öffentlichen Bereichs zusammen, um ihren Interessen eine Stimme zu geben und bilden somit die „Status-Koalition". Diese wiederum bilden mit den Managern/Innen die „Rahmen-Koalition", um beispielsweise Budgetvorgaben umzusetzen. Schlussendlich arbeiten auch die Manager/Innen mit den Pflegenden zusammen und bilden die „insider Koalition", da sich diese am meisten mit den innerbetrieblichen Prozessen auseinandersetzen. Visuell stellt hier das Management mit den Ärzten/Innen eine Distanz dar, denn während der/die Arzt/In sich lokal um die Patienten/Innen und die ihm untergeordneten Krankenpfleger/innen kümmert, hat das Management die Verantwortung für das Krankenhaus im Hinblick auf das politische Umfeld und als Ganzes zu tragen (ebd., S. 173). Doch heutzutage verwischen die Barrieren und Grenzen zwischen den Bereichen: Pflegende bilden sich weiter aus und nehmen auch Verwaltungsstellen an oder setzen sich für Projekte ein. Auch Ärzte/Innen übernehmen immer mehr Leitungsaufgaben wie Medizincontrolling und Geschäftsführung. Dennoch ist das obige Modell immer noch gut, um zu verstehen, wie ein Krankenhaus funktioniert (Baller und Schaller, 2017, S. 154). Im Folgenden werden diese verschiedenen Bereiche in Ihrer Hierarchie geordnet.

4.2 Führung im Krankenhaus

Nach dem Überblick über die verschiedenen Bereiche in einem Krankenhaus, folgt schließlich im nächsten Schritt, wie die Hierarchie bzw. Führung in einem Krankenhaus aufgebaut ist und was die Führung eines Krankenhauses von anderen Unternehmen unterscheidet. Dies soll zum einen dazu dienen, die Führungspositionen mit entsprechenden Qualifikationen exakt zu definieren, zum anderen, um das Krankenhaus von anderen bspw. industriellen Unternehmen, abzugrenzen.

4.2.1 Wie können die Führungspositionen in Krankenhäusern eingeteilt werden

Die Führungspositionen können entweder wie in Kapitel 3.2 in die erste und zweite Führungsebene unterteilt werden oder aber in drei Hierarchiestufen, nämlich dem Top-, Middle- und Lower Management (Kaup, 2015, S. 8; Daum, Petzold und Pletke, 2016, S. 225). Die letztere Unterteilung erscheint in Bezug auf das Krankenhaus, als großes Unternehmen, sinnvoller.

Führungs-pos. Subsysteme.	Top- Management	Middle- Management	Low-Management
Community	Vorstand/Geschäftsführung		
Cure	Klinik-, Pflege-, ärztliche/r Direktor/in	Leitende Ärzte/innen, pflegerische Bereichsleitung	Stationsärzte/innen, Assistenzärzte/innen
Control		Kaufmännische Bereichsleitung	Stations- und Sachgebietsleitung
Care			

Abbildung 2: Zusammenhang zwischen Subsystemen, Führungspositionen und Berufen im Krankenhaus

(Eigene Darstellung in Anlehnung an Bothe, 2013, S.133; Schmitz und Berchtold, 2008, S.170)

Bothe ordnet den Vorstand bzw. die Geschäftsführung (Community) dem Top-Management zu, da sie hier an der Spitze des Unternehmens sind und die Gesamtverantwortung tragen. Weiterhin fasst sie den Klinik-, Pflege- und ärztlichen Direktor/In (Cure) auch unter dieser Position zusammen. Unter der Middle-Managementposition gruppiert sie die leitenden Ärzte/Innen (Chefärzte/Chefärztinnen, Oberärzte/Oberärztinnen, Fachärzte/Fachärztinnen) (Cure) und die pflegerische und kaufmännische Bereichsleitung (Control) (Bothe, 2013, S. 133). Führung für Ärzte/Innen bedeutet im Kern, dass der Einsatz der Mitarbeiter/Innen bei gleichzeitiger Entwicklung der Professionalität bestehen bleibt und den Mitarbeiter/Innen Werte, Einstellungen, Kenntnisse und Fähigkeiten vermittelt werden (Schmitz und Berchtold, 2008, S. 174).

Stationsärzte/Innen, Assistenzärzte/Innen, Stations- und Sachgebietsleitung sind demnach dem Low-Management zuzuordnen (Bothe, 2013, S.133). Man kann hier keine klare Grenze und Unterscheidung zwischen Manager/Innen und Ärzte/Innen schaffen, da die Ärzte/Ärztinnen Managementaufgaben mit übernehmen und sie somit noch mehr Anforderungen gerecht werden müssen (Rixgens, 2018, S. 8). Aus diesem Grund werden im Folgenden die Ärzte/Innen als Bezugsperson genommen, da sie in allen drei Führungspositionen mit unterschiedlich hohen Qualifikationen die Führungsverantwortung tragen, sei es Geschäftsführer/In der Klinik, Chef-, Ober-, Fach-, oder Assistenzarzt/In. Die Pflegenden (Care) übernehmen im Krankenhaus die ausführende Rolle und haben daher keine Führungsverantwortung.

4.2.2 Was unterscheidet die Führung in Krankenhäusern von anderen Unternehmen

Die Erkenntnis aus Kapitel 2 ergab, dass es nicht die richtige Führung bzw. den richtigen Führungsstil gibt, die universellen Gesetzen und Regeln folgt und damit *richtig* umgesetzt werden kann. Passender wäre daher ein grundlegendes Verständnis von Führung als „kulturelle Praxis", die von den Werten und Normen der Person geprägt sind, die die Führung übernehmen. Diese wiederum sind geprägt von dem sozialen Umfeld, in dem sich die führende Person befindet, in diesem Fall also - der Krankenhausalltag (Schmitz und Berchtold, 2008, S. 171).

Die Führungskräfte spiegeln somit die Krankenhauskultur wider und dienen gewissermaßen als Vorbilder für die Mitarbeiter/Innen. Sie leben ihre Werte und Normen, sowie Respekt, Fairness und Transparent vor und gewinnen dadurch die Authentizität, so Oswald (2017, S. 117). Darüber hinaus schafft die Führungskraft Vertrauen und Sicherheit und muss sowohl den Zielen des Krankenhauses als auch den Zielen der Mitarbeiter/Innen gerecht werden. Oswald erklärt weiterhin, dass allgemeine Grundsätze und bestimmte Führungsstile und -techniken für Führungskräfte geregelt werden sollten (ebd.). Der Umfang der Herausforderungen, denen Führungskräfte ausgesetzt sind, würde den komprimierten Grundsätzen jedoch niemals gerecht werden können. Die Führungskräfte in einem Krankenhaus haben mit weitaus anderen und schwierigeren Herausforderungen zu kämpfen, als in anderen, bspw. industriellen Unternehmen. Zunächst einmal ist das Personalmanagement in Krankenhäusern anders, denn die Pflegekräfte und Ärzte/Ärztinnen, die eine/n Patienten/In behandeln, haben keinen gemeinsamen „Abteilungschef", der die ganze pflegerische und ärztliche Verantwortung für die gesamte Abteilung hat (Eckardstein und Ridder, 2008, S. 300). Hier herrscht eher ein Mehrliniensystem, bei der zwar die Kommunikationswege kürzer und schneller sind, jedoch keine klare Struktur herrscht.

Neben der fachlichen Kompetenz, die sie mitbringen müssen, ist es auch wichtig, die Arbeitsprozesse, die in seinem/ihrem Verantwortungsbereich liegen, sinnvoll zu strukturieren (Rixgens, 2018, S. 31). Die Vorgesetzten einer Klinik brauchen neben der hohen fachlichen Expertise auch die Fähigkeit des Managements einer Abteilung, was von den meisten Ärzten/Innen nicht bedacht und unterschätzt wird (ebd.). Rixgens führt weiter an, dass die Sozialkompetenz im Krankenhaus noch wichtiger als in anderen Unternehmen ist, denn im Krankenhaus entstehen häufiger spontane Interaktions- und Interpretationsprozesse zwischen Ärzten/Innen und Patienten/Innen, bei der sehr viele Emotionen und Stimmungen eine bedeutende Rolle spielen, da es sich hier um eine „private und intime" Behandlung handelt (ebd., S. 9). Außerdem nimmt der Fortschritt in der Medizin immer weiter zu, sodass die Ärzte/Innen dauerhaft unter Innovations-, Fortschritts- und Fortbildungsdruck stehen und dies durch den großen Konkurrenzkampf zwischen den Krankenhäuern in Deutschland auch nicht nachlassen wird (ebd., S. 5).

Krankenhäuser sind in vielerlei Hinsicht vom Staat reguliert und werden auch kontinuierlich kontrolliert. Für die Personaleinsatzplanung als auch die Arbeitsplatzgestaltung bis hin zur Betriebstechnik und zur Ausstattung werden gesetzliche Vorgaben gemacht, woran sich Führungskräfte zu halten haben (Oswald, 2017, S. 116).

Subsummierend lässt sich feststellen, dass Führungskräfte des Krankenhauses den staatlichen, den personellen, den fachlichen aber auch den gesellschaftlichen Anforderungen gerecht werden müssen. Neben der hohen Arbeitsbelastung ist die hohe zeitliche Eingebundenheit nicht außer Acht zu lassen, sowohl auf der Managementebene als auch in ärztlicher Funktion. Auch nach diesen Erkenntnissen, lassen sich die in Kapitel 2 aufgeführten verschiedenen Kompetenzen und Führungsstile bestätigen. Dabei würde zu der Organisation des Krankenhauses der demokratische Führungsstil passen, da es hier keinen eindeutigen Vorgesetzten gibt und die Pflegenden, trotz dessen, Anweisungen zur Behandlung befolgen müssen. Die Pflegenden haben eine stärkere Praxis- und Patientennähe und sollten daher mit den Führungskräften zusammenarbeiten und somit mitwirken.

4.3 Geschlechterverteilung im Krankenhaus

Das Gesundheitswesen macht laut dem Statistischen Bundesamt (2017b) 7,26% der gesamten Erwerbstätigkeit in Deutschland aus (S. 59). Damit liegt sie auf dem 5. Platz der meist besetzten Bereiche in Deutschland und hat somit eine hohe Relevanz für die Volkswirtschaft. Neben Arztpraxen, psychologischen und physiologischen Einrichtungen und viele Weiteren, gehört auch das Krankenhaus mit seiner klinischen Einrichtung zum Bereich des Gesundheitswesens. Betrachtet man nun die gesamtheitliche Geschlechterverteilung in den Krankenhäusern, d.h. sowohl das nichtärztliche als auch das ärztliche Personal, stellt sich heraus, dass über 75% der Arbeitsplätze von Frauen belegt sind (Statistisches Bundesamt (Destatis) 2017c, S. 42,51). Wie diese 75% in der Hierarchie aufgeteilt sind, wird sich nun im Folgenden zeigen. Das ärztliche Personal besteht insgesamt zu 46,31% aus Frauen (Männer= 53,69%), darunter fallen leitende Ärztinnen, Oberärztinnen und Assistenzärztinnen. Betrachtet man die einzelnen Positionen horizontal, sieht man, dass lediglich 12,5% von leitenden Ärztinnen, sprich Geschäftsführerinnen und Chefärztinnen, besetzt sind. Die darunter positionierten Oberärztinnen sind nur mit 31,5 % vertreten, während Assistenzärztinnen 56% der Belegung ausmachen. Es ist festzustellen, dass die Männer mit 87,5% als leitende Ärzte die Führungspositionen dominieren, obwohl die gesamtheitliche Betrachtung der Ärzte und Ärztinnen nur 6 % voneinander trennen (Statistischen Bundesamt (Destatis), 2017, S. 42).

Bei dem nichtärztlichen Personal (darunter Personal im Pflegedienst, Medizinisch-technischem Dienst, Funktionsdienst, klinisches Hauspersonal, Wirtschaftsund Versorgungsdienst, technischer Dienst, Verwaltungsdienst, Sonderdienst und sonstiges Personal) belegen insgesamt rund 81% weibliche Erwerbstätige die Arbeitsplätze. Davon sind über 44% von Frauen belegt, die teilzeitbeschäftigt sind (Statistisches Bundesamt (Destatis), 2017b, S. 51).

Angesichts dieser Ergebnisse lässt sich festhalten, dass obwohl ¾ der Arbeitsplätze im Krankenhaus von Frauen besetzt sind, die Mehrheit von ihnen als nichtärztliches Personal oder in den Low-Managementpositionen als Ärztinnen vertreten sind. Dies soll im Folgenden, mit Rückblick auf die bisher herausgearbeiteten Befunde, diskutiert und erklärt werden.

4.4 Ursachen für Unterrepräsentanz von Frauen in Führungspositionen in Krankenhäuser

Bereits in Kapitel 3.3 wurden erste Erklärungsansätze dargestellt, die sich auf die Unterrepräsentanz von Frauen in Führungspositionen auf dem allgemeinen Arbeitsmarkt beziehen. All diese Ansätze können auch auf die Unterrepräsentanz in Krankenhäuser verwendet werden und als Erklärung dienen.

Die individuellen Defizite und Unterschiede der zwei Geschlechter liegen unter anderem am Führungsstil und an den geschlechtsspezifischen Kompetenzen. Während die Frauen mit der Sozialkompetenz überzeugen und sich dies auch vorteilhaft für die Führungsposition in Krankenhäusern zeigt, wird diese Stärke von den dominanten, starken, kompetenten Männern geschwächt und sie überwiegen die Spitzen. Demzufolge spielt die Kompetenz keine signifikante Rolle für eine Führungsposition und dient somit nicht als Voraussetzung, um eine Führungsposition zu erreichen (Bundesministerium für Familie, Senioren et al, 2010, S.49-50). Nichtsdestotrotz würde sich eine Frau mit ihrer sozialkompetenten Art besser für eine Organisation eignen, in der man mit einer empfindlichen Sphäre eines(r) Patienten/In zu tun hat.

Der strukturelle Ansatz mit dem „token"- Status der Frauen wird in Bezug auf Krankenhäuser von Sewtz bestätigt. Zwar machen die Frauen gesamtheitlich betrachtet die Mehrheit in einem Krankenhaus aus, jedoch sind sie in den Führungspositionen immer noch unterrepräsentiert. So fehlt es ihnen auch an weiblichen Vorbildern und somit Ambitionen, um diesen Weg des Aufsteigens einzuschlagen (Sewtz, 2005, S. 196-197). Das Phänomen des „gendered organization" von Acker kann nicht für die Krankenhäuser geltend gemacht werden. Nach Acker gehört jede Organisation bestimmten Geschlechtern zu, was zur Konsequenz hätte, dass Krankenhäuser dem männlichen Geschlecht zugeordnet werden sollten. Historisch gesehen mag das seine Berechtigung haben, denn in Kanada wurden die Hospitäler bis 1974 nur von Männern als Vorstandsmitglied geführt, bis sich dieses in den letzten Jahrzehnten drastisch änderte und der Frauenanteil nun 23% der Direktoren ausmacht (Osler, 2018, S. 34). Der strukturelle Ansatz ist nur insofern für die Unterrepräsentanz für Frauen in Führungspositionen in Krankenhäuser anzuwenden, als mit der Führungsposition männliche Eigenschaften assoziiert werden und die Männer somit einen *leichteren* Aufstieg haben als Frauen.

Der soziologische Erklärungsansatz mit den stereotypen Eigenschaften für Männer und Frauen könnte den entscheidendsten Einfluss auf die Unterrepräsentanz haben. Die Frau, als emotionales und soziales Geschlecht, die Hilfsbereitschaft und Empathie verkörpert und die *Hausfrauenrolle* in der Familie übernimmt, entscheidet sich entsprechend ihrer Geschlechterrolle für einen Beruf wie Krankenschwester, was Sorgsamkeit, Pflege und Fürsorge repräsentiert, statt eine Führungsposition anzustreben (Sewtz, 2006, 176). Weiterhin fügt Sewtz hinzu, dass Frauen nicht den vollen Einsatz in ihrem Beruf bringen würden und schlussendlich auf ihre Alternativrolle, der Hausfrauenrolle, zurückgreifen würden, womit sie sich den Zugang in die Führungsposition selbst verstellen würden (ebd.).

Die Männer hingegen mit ihren stereotypen Eigenschaften wie Kompetenz und Leistungsorientierung, würden die Rolle des „Ernährers" in der Familie übernehmen und sich für technisch orientierte Berufe entscheiden, bei dem ein schneller Aufstieg und hohe Einkommenschancen bestehen (ebd., S. 177). Demnach sind sie im Krankenhaus in Spitzenpositionen vertreten, da dort das Einkommen höher ist, sie ihre Dominanz ausleben können und ihre Leistungsfähigkeit und Kompetenz unter Beweis stellen können.

Nichtsdestotrotz kann die soziologische Rollentheorie von Eagly nur teilweise für die heutige Zeit und die Berufe im Krankenhaus gelten. Zwar sind Frauen in den Führungspositionen nach wie vor nicht stark vertreten, jedoch hat sich in den letzten Jahrzehnten, im Vergleich zu früher, eine positive Entwicklung ergeben.

Auf den nächsten Seiten werden weiterführende Einflüsse hinzugezogen, die sich speziell auf die Organisation des Krankenhauses beziehen. Dabei wird der Fokus auf die individuellen und strukturellen Hindernisse für den Aufstieg gelegt, da der Einbezug weiterer Einflüsse den Rahmen dieser Arbeit sprengen würde. Das Augenmerk ist deshalb auf diese Punkte gelegt, da soziale Einflüsse, bei guter Kooperation von Frauen mit der Organisation, vernachlässigt werden können.

4.4.1 Selbstvertrauen

Aus Kapitel 3.3 ist bereits hervorgegangen, dass es individuelle Unterschiede beim Führungsstil aber auch bei den stereotypen Eigenschaften gibt. Die Männer wurden demnach als viel selbstsicherer als die Frauen dargestellt (Croson und Gneezy, 2009, 452). Das Selbstvertrauen und Selbstsicherheit werden somit als Eigenschaft vorausgesetzt, um einen besseren Karriereweg anzuschlagen. Barsch und Yee kamen in ihrer Studie zu dem Ergebnis, dass sich bei höherem Selbstvertrauen in jungen Jahren und Bewusstsein der eigenen Ziele, die Risikobereitschaft, Karrieresprünge zu machen, erhöhen würde (Barsch und Yee, 2012, S. 8). Ärztinnen untergraben ihr Vertrauen und ihre Zurückhaltung meist durch ihren Perfektionismus und ihren inneren Kritiker (Gautam, Olsen und Yates, 2018, S. 5). Nach Kay und Shipman besäßen Frauen weniger Selbstsicherheit als Männer und dieses sei genauso wichtig wie Kompetenz, um erfolgreich zu sein (Kay und Shipman, 2014). Das Selbstvertrauen ist deshalb wichtig, denn wenn dieses nicht existiert, führt es zur Tatenlosigkeit. Im Gegensatz dazu führt Selbstvertrauen zum Handeln. Es bringt uns dazu, unsere Denkweise zu ändern und erste Versuche zu wagen und wiederholte Versuche zu unternehmen. Damit einher geht eine gewisse Risikobereitschaft. Der Perfektionismus ist hier nicht mehr gegeben und das Scheitern wird als Fortschritt und Gelegenheit zum Lernen aufgefasst. Der Glaube an Erfolg regt zum Handeln an, welches das Vertrauen aufbaut und stärkt, wenn gehandelt wird (Gautam, Olsen und Yates, 2018, S. 5–6). Es darf jedoch nicht vergessen werden, dass dies nicht auf alle Frauen zutrifft und einige sich in ihrer niedrigeren Position wohl fühlen und nicht den Willen haben aufzusteigen (Barsch und Yee, 2012, S. 8). Andererseits sollten für die Angestellten, die eine Führungsposition im Krankenhaus anstreben, Workshops angeboten werden, in denen unter anderem die Kompetenzen Selbstvertrauen, Widerstandsfähigkeit und Verbissenheit vermittelt werden (Gautam, Olsen und Yates, 2018, S. 5).

4.4.2 Berufswahl und Berufslaufbahn

Das BMFSFJ hält in dem zweiten Gleichstellungsbericht (2018) fest, dass nach wie vor über die Hälfte der Menschen sich für einen Beruf entscheiden, der ihrem eigenen Geschlecht entspricht (S. 84). Frauen wählen demnach Berufe aus, bei denen die Opportunitätskosten am geringsten sind, also jene, die sich am besten mit der Familie vereinbaren lassen. Darunter fallen Berufe, in denen Teilzeittätigkeiten und Erwerbsunterbrechungen möglich sind, ohne einen großen Wertefall von Humankapital mit sich zu bringen (Busch und Holst, 2012, S. 82). Solche Berufe haben geringere Verdienstmöglichkeiten, die während der Erwerbstätigkeit nicht drastisch steigern. Während für die Männer die Weiter- und Fortbildung wichtige Faktoren in ihrer Berufslaufbahn darstellen, halten die Frauen dies für weniger lohnend, da dieses Wissen durch ihre familienbedingten Erwerbsunterbrechungen veralten würde (ebd.). Frauen orientieren sich demnach in ihrem Berufsfindungsprozess an den familienbezogenen Zielen und suchen je nach ihrer zukünftigen Vorstellung ihren Beruf aus, in dem sie Beruf und Familie miteinander kombinieren können. Zu den beliebtesten Berufen gehören Tätigkeiten in Sozial- und Gesundheitsberufen, die „Bedürfnisbezogenheit, Gefühlsarbeit, niedrige Erfolgs- und Leistungsmotivation und ein nicht ökonomischer Umgang mit Zeit" miteinbeziehen (Sewtz, 2006, S. 81).

In Bezug auf Führungspositionen in Krankenhäusern ist zunächst einmal festzustellen, dass Männer und Frauen gleiche Einstiegsmöglichkeiten haben, wenn nicht sogar, dass Frauen bessere Chancen haben. Mit einem Anteil von über 65% der Studienanfängerinnen und über 66%, die einen Abschluss in den Studiengängen Humanmedizin und Gesundheitswissenschaften erworben haben, liegen die Frauen weiter vorne (Statistisches Bundesamt (Destatis) 2018, S. 105). Dem deutsche Ärztinnenbund zufolge beträgt der weibliche Anteil der Doktorand/Innen der Humanmedizin über 50%, während der Frauenanteil bei den Habilitand/Innen rund 20% ausmacht (Hibbeler, 2012). Mixa befragte in ihrer Untersuchung Mediziner/Innen in Bezug auf Aufstiegsbedingung und Karrierebarrieren und kam zum Entschluss, dass mehr als die Hälfte der Medizinerinnen aus folgenden Gründen diesen Beruf gewählt haben: Sie wollen mit den Menschen arbeiten, ihnen helfen und sehen in diesem Beruf eine „persönliche Herausforderung". Für Mediziner stand neben dem Motiv des „Helfenwollens" auch das wissenschaftliche Interesse im Vordergrund (Mixa ‚2000 zitiert nach Sewtz, 2006, S.178). Sowohl Männer als auch Frauen mit hoher Qualifikation erachten es als erstrebenswert Führungspositionen zu erreichen (Bundesministerium für Familie et al. 2010, S. 33). Das deutsche Ärzteblatt veröffentlicht 2012 eine Grafik auf der ersichtlich wurde, wie sich die Geschlechter auf die verschiedenen Hierarchiestufen im Städtischen Klinikum München verteilen. Die Stufen sind folgendermaßen aufgebaut: Medizinstudierende – Studienabschlüsse – Promotion – Ärzte/Innen ohne Weiterbildung – Ärzte/Innen mit Weiterbildung – Oberärzte/Innen – Habilitationen – leitende Ärzte/Innen – Chefärzte/Chefärztinnen. Es stellt sich heraus, dass bis zum Zeitpunkt „Ärzte ohne Weiterbildung" die Frauen mit dem Anteil etwas über dem der Männer liegen. Ab „Ärzte mit Weiterbildung" dominiert der Anteil der Männer. Der Segregationseffekt nimmt mit höherer Stufe immer weiter zu (Rothe, 2012). Hohner et al. zeigten bereits im Jahre 2003 in ihrer Studie, dass sich das Berufsverlaufsmuster von Frauen und Männer dahingehend unterscheidet, dass jeder dritte Mann im Krankenhaus einen Aufstieg in eine höhere Position vollzieht, wo hingegen nur 13 % der Frauen dies anstreben. Indessen beträgt der Anteil der Frauen, die ihren Beruf als Fachärztin o.ä. ausüben und somit in der Institution des Krankenhauses kontinuierlich verbleiben, 23% (Hohner et al. 2003a, S. 48).

Die Diskrepanz der zwei Geschlechter wirkt sich demzufolge bei der Berufswahl, der Berufslaufbahn und spätestens bei dem Ausscheiden aus dem Beruf aus. Während die Männer nach Ihrem Abschluss durch Weiter- und Fortbildungen in die höhere Hierarchiestufe steigen, verbleiben die Frauen bei dem erstmöglichen Beruf (bspw. Assistenzärztin, Fachärztin) und steigen die Leiter nicht weiter auf. Dabei spielt die von Frauen meist vorkommende Begründung der Erwerbsunterbrechung keine geeignete Argumentation, denn laut dem BMFSJ ist die Berufskontinuität keine Bedingung für den Karrieresprung (Bundesministerium für Familie et al. 2010, S. 35). Stattdessen sollten sich Frauen mehr zutrauen und sich auch Ungewissheiten aussetzen und ihre Angst überwinden (Gautam, Olsen und Yates, 2018, S. 7).

4.4.3 Work-Life-Balance

In Hinblick auf den existierenden Ärztemangel in den Krankenhäusern in Deutschland und dem steigenden Anteil von Frauen in dem Bereich der Medizin ist der Blick auf Work-Life Balance unausweichlich (Miksch et al., 2012, S. 54; Blum und Löffert 2010, S. 51). Die Work-Life-Balance ist im Hinblick auf die Unterrepräsentanz der Frauen insofern wichtig, da die Vereinbarkeit von Familie und Beruf für Frauen, wie man im Folgenden sehen wird, eine wichtige Rolle spielt. Den Begriff „Work-Life-Balance" definiert Parkes und Langford als "an individual's ability to meet both their work and family commitments, as well as other non-work responsibilities and activities" (Parkes und Langford P. H., 2008, S. 267). Sie beinhaltet demzufolge die Fähigkeit, die Arbeit mit Familie und Freizeit zu vereinen. Im Folgenden werden Studien in Bezug auf Work Life-Balance zum einen hinsichtlich der Erwartungen von Medizinstudent/Innen gezeigt und zum anderen wie berufstätige Mediziner/Innen ihre Work-Life Balance wahrnehmen, dargestellt. Die Erwartungen der Medizinstudent/Innen wird deshalb miteingebracht, da der Anteil der Frauen im Studium denen der Männer gleicht, sich dies aber dann im Laufe des Berufswegs ändert. In der Untersuchung von Hoff wurden sowohl Mediziner/Innen als auch Psychologen/Innen befragt. Da sich die Antworten von den weiblichen Befragten der zwei Professionen nicht signifikant unterscheiden, kann dies repräsentativ für Medizinerinnen gelten.

Bei der Befragung der Medizinstudierenden stellt sich heraus, dass die flexible Arbeitszeitgestaltung sowohl den Männern, als auch den Frauen wichtig erscheint (Miksch et al. 2012, S. 54). Was die berufstätigen Mediziner/Innen angeht, stellt sich heraus, dass 82% der Männer unzufrieden mit ihren 37,5 Wochenstunden sind und gerne weniger arbeiten würden, auch wenn sie Einbußen in ihrem Gehalt in Kauf nehmen müssten. Ähnlich zeigt es sich auch bei den Medizinerinnen, die ebenfalls weniger als ihre wöchentliche Arbeitszeit von 27 Stunden pro Woche arbeiten würden (Hoff et al., 2005, S. 199). Demnach stimmen die Erwartungen mit der Realität nicht überein. 70% der weiblichen Medizinstudierenden gaben an, ihren Beruf in Teilzeit ausüben zu wollen, in der Realität arbeiten in Krankenhäuser derzeit lediglich 16% der Ärztinnen in Teilzeit, wie das Statistische Bundesamt aufzeigt (2017c, S. 42; Miksch et al., 2012, S. 54). Die Vereinbarkeit von Beruf und Familie scheint bei beiden Geschlechtern der Medizinstudierenden eine Rolle zu spielen (91,5% Frauen, 87% Männer). Wie viel Zeit sie wirklich in die Familie und in den Beruf investieren, zeigen die befragten Mediziner/Innen. Die Männer investierten anhand der Befragung 57% ihrer Zeit in ihren Beruf und 27% in die Familie, die restliche Zeit widmen sie sich ihren Freizeitaktivitäten oder ähnlichem. Frauen dagegen nutzten 47% ihrer Zeit für ihren Beruf und 37% für ihre Familie (Hoff et al. 2005, S. 199). In dieser Befragung ist weiterhin zu erkennen, dass Frauen gegenüber Männern signifikant mehr Abstriche in Ihrem Beruf zu Gunsten der Familie machen. Sie dagegen machen mehr Abstriche bei der

Familie (ebd.). Hoff et al. ziehen aus der Untersuchung das Fazit, dass Frauen in qualifizierten Berufen die zwei Lebenssphären häufiger integrieren und ausbalancieren. Männer hingegen segmentieren die zwei Sphären und geben dem Beruf, gegenüber ihrem Privatleben. mehr Priorität (ebd., S. 202).

Zusammenfassend lässt sich festhalten, dass die Differenz zwischen der erwarteten Work-Life Balance der Medizinstudierenden und der Realität der Medizinerinnen viel zu groß ist und die niedrige Work-Life Kompensation die Medizinerinnen am Aufstieg hindern, da mit höherer Führungsposition die Verantwortung und somit auch die zeitliche Eingebundenheit steigt. Allerdings beweisen Studien des BMFSFJ, dass die Führungspositionen auch mit Familie realisierbar sind. Drei von vier Männern in Führungspositionen haben eine Familie, während „nur" 53% der Frauen in Führungspositionen Familie und Beruf miteinander kombinieren. Betrachtet man nun die Frauen ohne Partner und alleinlebend, stellt sich heraus, dass jede dritte Frau eine Führungsposition besetzt. Dies ist immerhin weniger als der Anteil „mit Familie". (Bundesministerium für Familie et al. 2010, S. 29). Die Vereinbarkeit von Familie und Beruf scheint nach wie vor eine wesentliche Rolle zu spielen, jedoch stellt sich auch heraus, dass Familie und eine Führungsposition keine sich gegenseitig ausschließende Alternativen sind.

4.4.4 Arbeitszeiten

Wie die Kompetenzen einer Führungskraft in Kapitel 2.2 zeigen, ist die Führungsposition von kontinuierlicher Erreichbarkeit und Präsenz geprägt. Das Aufsteigen in eine höhere Position, während man teilzeit-beschäftigt ist, scheint sehr schwierig, fast unmöglich zu sein, so Tonn (2016, S. 187) und Kaup (2015, S. 56). Koch beschreibt die Vollzeitbeschäftigung als Voraussetzung für das Besetzen einer Führungsposition (Koch, 2008, S. 614). Mit der hohen Präsenz werden Karriereambitionen und die Bereitschaft zur Überstundenarbeit in Verbindung gebracht. Die Reduzierung der Erwerbszeit stellt somit kein Interesse an einer Karriere im Unternehmen dar und ist daher für eine Führungsposition in diesem Unternehmen nicht von Bedeutung (Tonn, 2016, S. 114). Schlamelcher verbindet mit der Vollzeitbeschäftigung (als Chance für eine höhere Position) auch die Erwerbstätigkeit, die kontinuierlich über Jahre hinweg verläuft, dies würde gleichzeitig gegen Erwerbsunterbrechung sprechen (Schlamelcher, 2011, S. 300).

Der Anteil der weiblichen Teilzeitbeschäftigen macht bei dem ärztlichen Personal nach dem Statistischen Bundesamt 16% der gesamtbeschäftigten Ärzte/Innen in Krankenhäuser aus (Statistisches Bundesamt (Destatis), 2018, S. 42). Die Teilzeitbeschäftigung hat den Vorteil, dass sich dadurch die Vereinbarkeit von Familie und Beruf realisieren lässt, jedoch sinken damit die Chancen für den Aufstieg (Kaup, 2015, S. 56). Müller et al. bestätigten dies und führen weiterhin aus, dass Vorgesetzte wesentlich weniger in Teilzeitbeschäftigung investieren, da diese Stellen für potenzielle Führungskräfte nicht infrage kommen (Müller et al., 2016, S. 159).

Die Wünsche eine höhere Führungsposition anzustreben, teilzeit-beschäftigt zu sein und gleichzeitig Beruf und die Familie miteinander vereinbaren zu wollen, stehen sich demzufolge gegenseitig im Weg und sind nicht realisierbar. Aus diesem Grund setzten sich Frauen Prioritäten und wägen ab, in welchem Bereich sie Abstriche machen, indem meistens der Beruf bzw. die Position im Beruf darunter leidet.

4.4.5 Strukturbezogene Hindernisse

Fehlende passende Rollenvorbilder, Netzwerke und Mentoren gelten nach Sosa y Fink als die entscheidendsten Hindernisse, die strukturell bedingt sind (Sosa y Fink, 2013, S. 45). Demnach kann die fehlende Repräsentanz von Frauen in Managementpositionen dazu führen, dass Frauen, die aufstiegsorientiert sind, zu scheu sind, um aufzusteigen, da dies den Eindruck erweckt, dass sie nicht erwünscht seien (ebd.). Weiterhin wird der Mangel an Netzwerken zu statushöheren Kontakten als weiteres Hindernis gesehen, obwohl sie, verglichen mit den Männern, gleich viel in die Netzwerkpflege investieren (Rastetter und Cornils, 2012, S. 49). Nach den Autorinnen sind Frauen auf eine/n Mentor/In in höherrangiger Position (meist männlich) angewiesen, um erfolgreich aufsteigen zu können (ebd.). Allgemein kann man hier von männlich dominierten Organisationen reden, bei denen Ausschlusspraktiken gegenüber Medizinerinnen stattfinden (Sewtz, 2006, S. 203). Die Frauen werden insofern als „Störfaktor" in diesen männlichen Netzwerken gesehen (Bundesministerium für Familie et al. 2010, S. 45).

Zusätzlich stellt die Unternehmenskultur eine Hürde für die Frauen dar. Während bei Männern die Geburt eines Kindes meist mit einer Beförderung einhergeht, stellt dies bei den Frauen eine Unterstufung/Verschlechterung im Beruf dar (bspw. Teilzeitarbeit) (Hohner, Grote und Hoff, 2003b, S. 590). Auch bei der Bewerbung zu höheren Positionen hätten Frauen mit Schwierigkeiten zu kämpfen, da sie öfter mit der Frage zur Familienplanung konfrontiert werden als Männer, welches als Hindernis für den Ein- oder Aufstieg in diesem Beruf gilt (Mangurian et al., 2018).

Weiterbildungsangebote sind eine gute Maßnahme, um eine höhere Position zu erreichen. Sosa y Fink berichtet von einem Kampf um die Teilnahme an Weiterbildungsangeboten im Bereich des Sozialwesens (2013, S. 56). Im Medizinbereich herrscht hingegen ein Mangel an Teilnehmer/Innen. Vor allem was die Besetzung der Weiterbildungsstellen für Assistenzärzte/Innen betrifft, herrscht ein Mangel von 57%, die besetzt werden müssen (Blum und Löffert, 2010, S. 70). Wie bereits in Kapitel 4.3 erwähnt, sind 56% von weiblichen Assistenzärzten besetzt, was erst einmal positiv zu betrachten ist. Allerdings stellt sich nach genauem Hinschauen heraus, dass sich 38% von diesen Frauen auf Stellen befinden, die ohne Weiterbildung sind (Statistisches Bundesamt (Destatis) 2017c, S. 43). In Anbetracht der Tatsache, dass ein Mangel an der Teilnahme an Weiterbildungsangeboten herrscht, ist dies für die Frauen kritisch zu betrachten.

Es würde nach Sosa y Fink weiterhin an förderlichen Anreizbedingungen fehlen, wie z. B. eine betriebliche Kinderbetreuung, die dafür sorgt, dass während der Arbeitszeit der Ärzte/Innen für die Betreuung ihrer Kinder gesorgt wird. So würde man auch die Vollzeittätigkeit ausüben können (Sosa y Fink, 2013, S. 57). Die Untersuchung von Blum und Löffert ergab, dass 19% der Krankenhäuser betriebliche Belegplätze in Kinderbetreuungseinrichtungen der Umgebung anbieten und 15% betreiben betriebseigene Kinderbetreuungseinrichtungen (z. B. Kindergärten oder –krippen) (Blum und Löffert, 2010, S. 94). In Bezug auf die Vereinbarkeit von Familie und Beruf, würde auch die Arbeitszeitflexibilisierung eine Chance für Ärztinnen sein. Für aufstiegsorientierte und teilzeitbeschäftige Ärztinnen bieten nämlich 77% aller Krankenhäuser Weiterbildung in Teilzeit an. Weiterhin besteht bei 61% der Krankhäuser die Möglichkeit zur abweichenden Dienstzeitgestaltung, bspw. zeitversetztem Dienstbeginn/ende (ebd., S. 100).

Fasst man die Ergebnisse der Diskussion zusammen, stellt sich heraus, dass Änderungen sowohl auf der strukturalen Ebene als auch auf der persönlichen Ebene der Frau in Bezug auf die Organisation zwingend erforderlich sind.

5 Handlungsempfehlungen

5.1 Handlungsempfehlung für Krankenhäuser

Die Unterrepräsentanz von Frauen in Führungspositionen betrifft neben den Krankenhäusern, auch andere Unternehmen. Im Hinblick auf die Gleichberechtigung von Frauen und Männern folgte am 1. Mai 2015 die Einführung der Frauenquote, welche die gleichberechtige Teilhabe von Frauen und Männern in der Privatwirtschaft als auch im öffentlichen Dienst sicherstellen sollte. Die Frauenquote fordert, dass 30% der Aufsichtsposten von börsennotierten und mitbestimmungspflichtigen Unternehmen von Frauen besetzt werden sollten, so Jendges und Glöckler (2016). Diese politische Maßnahme soll gewährleisten, dass Frauen in Zukunft mehr in Aufsichtsgremien vertreten sind, denn diese Strategie zeigte sich auch in den USA, Irland und Norwegen als erfolgreich (Lutz, 2018, S. 4). Hier ist jedoch nicht zu vernachlässigen, dass die Frauenquote auf die Aufstiegschancen einer Frau keinen Einfluss hat. Laut Jendges und Glückler, sind es die Aufstiegschancen, die Frauen Schwierigkeiten bereiten. Demnach ist neben der Einführung der Frauenquote eine grundlegende Veränderung der Unternehmenskultur und Anpassung der Strukturen wichtig, damit Frauen mehr Karrierechancen in Kliniken haben (Jendgens und Glöckler, 2016). In Anbetracht der strukturellen Hindernisse für den Aufstieg und in Bezug auf Frauen, die eine Familiengründung planen, ist der betrieblichen Kinderbetreuung und der Einführung flexibler Arbeitszeiten besonderes Gewicht zuzuschreiben. Obwohl in jeder dritten Klinik für die Betreuung der Kinder im Betrieb oder Umgebung Angebote vorgehalten werden, sind diese immer noch nicht ausreichend. Da dies einer der wichtigsten Gründe für die Unterrepräsentanz in Kliniken ist, bedarf es hier auf jeden Fall an Veränderung in der Zukunft. Weiterhin ist für die Angebote für Weiterbildung Sorge zu tragen und diesbezüglich die „Weiterbildung in Teilzeit" weiter auszubauen, sodass dies in Zukunft als *Standard* für jedes Krankenhaus gilt.

Schlussendlich, mithin die wichtigste Veränderung die stattfinden muss, ist natürlich die Unternehmenskultur (Lutz, 2018, S. 80). Die Unternehmenskultur beschreibt die „[...]Wertvorstellungen, Denkhaltungen und Normen, die das Verhalten aller Mitarbeiter und das Erscheinungsbild der Unternehmung prägen" (Krulis-Randa, 1990, S. 6). Demnach sollte das Geschlecht keinen Einfluss auf die Entscheidung hinsichtlich eines Ein- oder Aufstiegs in einem Beruf haben. Die zu erreichende Position darf nicht abhängig vom Geschlecht gemacht werden. Andererseits sollte im Hinblick auf die Frauenquote besondere Aufmerksamkeit den sich bewerbenden Frauen gegeben werden, um das Image einer gleichberechtigen, modernen und innovativen Unternehmenskultur nach außen zu repräsentieren (Lutz, 2018, S. 79).

5.2 Handlungsempfehlung für aufstiegsorientierte Frauen

Der Erfolg eines Unternehmens mit einer Frau in der Führungsspitze wurde bereits von Osler bestätigt (Osler, 2018, S. 40). Im Laufe dieser Arbeit konnten sich Gründe herauskristallisieren, die diesen Erfolg herbeiführen. Die Sozialkompetenz und die damit einhergehende Empathie, Verständnis und der gute soziale Umgang sind in einem Beruf wie der einer Ärzt/In unbestreitbar, da man in diesem Beruf mit einer sensiblen und intimen Sphäre einer behandelnden Person zu tun hat. Weiterhin muss man mit dem Team und der Organisation sehr gut kooperieren können, wofür Frauen meist prädestinierter sind. Auch die Fachkompetenz ist von hoher Bedeutung, bei der die Frauen im Medizinbereich mit ihrem Anteil an Absolvent/Innen von über 60% vorne liegen. Das BMFSFJ (2010, S. 50) belegt jedoch, dass die Fachkompetenz alleine nicht ausreicht. Es kommt viel mehr auf die Methoden- und Persönlichkeitskompetenz an, um dieses Wissen adäquat weiterzugeben. Hierzu müssen Frauen in erster Linie an ihrem mangelnden Selbstvertrauen und Selbstbewusstsein arbeiten und mehr an sich selbst glauben.

Da im Krankenhaus keine eindeutigen Führungsstruktur herrschen und es somit auch keinen klar benannten Vorgesetzten gibt, bedarf es hier kooperative Führungskräfte, die das Personal demokratisch in ihre Entscheidungen miteinbeziehen. Es wurde festgestellt, dass Frauen diesen Führungsstil mehr ausüben als Männer, worin ein großes Potenzial der Frauen als Führungskräfte gesehen werden kann. In Bezug auf die Berufswahl und die Berufslaufbahn sollten Frauen ihre Karriere möglichst frühzeitig planen, um die Zugangschancen zu Führungspositionen zu sichern, denn bereits im Laufe des Studiums entwickelten sich bei Medizinerinnen Demotivierungsprozesse und geringere Karriereambitionen, so Sewtz (2006, S. 284). Dazu zählt auch das frühzeitige Verlassen einer Organisation, bei keinen oder geringen Karriereaussichten (ebd., S. 285).

Bezüglich der Vereinbarkeit von Familie und Beruf ist es notwendig, die anzustrebende führende Position möglichst vor der Familienplanung zu erreichen, da die Geburt eines Kindes meist ein Hemmnis auf struktureller Ebene, aber auch auf persönlicher Ebene darstellt. Denn mit dem Kind wird es weiterhin dazu kommen, dass Frauen teilzeitbeschäftigt sind und somit die Chancen auf eine höhere Position wieder sinken. Um diese Kausalität zu hindern, sollten aufstiegsorientierte Frauen die anzustrebende Position im Vorhinein schon erreichen. Weiterhin sollten Frauen an Weiterbildungsangeboten teilnehmen, die teilweise auch in Teilzeit ausgeführt werden können, um ihre Chancen für die Führungsposition zu verbessern. Außerdem ist die hinreichende Informationsbeschaffung und Inanspruchnahme über die betrieblichen Kinderbetreuungsangebote und Arbeitszeitflexibilisierung von besonderer Wichtigkeit für Frauen mit Familie.

Es stellt sich heraus, dass sich die Empfehlungen nicht auf eine explizite Schwäche der Frauen beziehen. Es ist vielmehr eine Vielzahl von Hindernissen, die Frauen davon abhalten. Sie sollten versuchen, diese zu umgehen. Außerdem ist es noch wichtig zu erwähnen, dass der Aufstieg in eine höhere Position auch wesentlich von der Organisation abhängig ist. Auch hier treffen mehrere Hindernisse aufeinander, die den Frauen in den Weg gestellt werden. Es ist ein Zusammenspiel aus persönlichen und strukturalen Maßnahmen, die eingeleitet werden müssen, um die Integration von Frauen in den klinischen Führungspositionen zu gewährleisten.

6 Fazit

Ziel dieser Arbeit ist es, einen Überblick über die Unterrepräsentanz der Frauen in Führungspositionen am Beispiel eines Krankenhauses zu geben und aufzuzeigen, welche Hindernisse Frauen vom Aufstieg in einer Führungsposition aufhalten. Dabei wurde die Arbeit in zwei Perspektiven aufgeteilt.

Zu Anfang wurde die Unterrepräsentanz von Frauen auf dem allgemeinen Arbeitsmarkt dargestellt und durch bekannte Ansätze versucht, die Problematik zu erklären. Dabei wurden individuelle, strukturelle und soziale Erklärungsansätze hinzugezogen. Im zweiten Teil wurden diese bekannten Erklärungsansätze auf Krankenhäuser übertragen und zusätzlich weitere Einflüsse für diese Organisation diskutiert.

Im Allgemeinen ist zu sagen, dass die Unterrepräsentanz an einem Faktor oder einem Ansatz nicht festgemacht werden kann. Es ist vielmehr eine Kombination aus allen drei Einflüssen, die den Aufstieg in Unternehmen und somit auch in Krankenhäusern behindern.

Der individuelle Ansatz geht davon aus, dass Frauen und Männer verschiedene Führungsstile haben. Während die Frau charakterbedingt mehr den demokratischen Führungsstil bevorzugt, der die Mitarbeiter/Innen mit in ihre Entscheidungen mit einbezieht, kooperativ mit den Mitarbeitern/Innen handelt und Verantwortung und Aufgaben an diese delegiert, handelt der Mann in seiner Führungsposition eher autokratisch. Dieser Führungsstil ist durch Anweisung von „oben" und Delegation gekennzeichnet. In Bezug auf Krankenhäuser stellt sich heraus, dass durch die unstrukturierte Organisation und das Nichtvorhandensein eines klaren Vorgesetzten, der demokratische Führungsstil mit der Frau in der Führungsposition besser geeignet wäre.

Wie die „soziologische Rollentheorie" zeigte, haben die Frauen in der Gesellschaft meist die Hausfrauenrolle und die Männer die Ernährerrolle. Dadurch versuchen beide Geschlechter meist dieser Rolle, die sie in der Gesellschaft haben, gerecht zu werden und übernehmen diese auch in ihrem Beruf. Daher entscheidet sich meist der Mann für einen Beruf mit einem höheren Verdienst und die Frauen tragen Sorge für die Familie und geben ihrem Beruf nicht sehr viel Bedeutung. Durch diese Rolle entscheiden sich Frauen auch in Krankenhäusern für einen Beruf, der in Teilzeit auszuführen ist, um die Vereinbarkeit von Familie und Beruf zu gewährleisten. Dies führt zum nächsten Hindernis, dass Frauen in Teilzeit sehr geringe Chancen haben, in eine höhere Position zu aufzusteigen, da dieses meist mit voller Einsatzbereitschaft und Engagement verbunden ist.

Die Rolle der Führungskraft ist weiterhin meist mit männlichen Attributen verbunden – „think male – think manager". Sieht man sich die Kompetenzen an, die eine Führungskraft mit sich bringen sollte, ist zu sehen, dass Fach-, Methoden-, Sozial-, und Persönlichkeitskompetenz von Bedeutung sind. Laut dem Phänomen „think male- think manager", sollte der Mann all diese Kompetenzen mit sich bringen. Allerdings stellt sich heraus, dass Männer zwar mit der Fachkompetenz punkten, die Frauen aber sowohl mit Fach- als auch Sozialkompetenz den Männern einen Schritt voraus sind.

Mit Blick auf die Absolventen/Innen der Humanmedizin und Gesundheitswissenschaften, stellt sich heraus, dass Frauen einen Anteil von über 60% aller Absolvent/Innen ausmachen. An Fachkompetenz mangelt es ihnen jedenfalls nicht. Es könnte an der Aufstiegskompetenz liegen. Denn es stellt sich weiterhin im Berufsverlauf der Frauen in Krankenhäusern heraus, dass Männer durch Weiterbildung ihre Führungsposition erreichen, die Frauen hingegen nehmen Weiterbildungsangebote nicht in Anspruch und verbleiben meist in der erst besten Position. Dies führt zum möglichen anderen Hindernis – mangelndes Selbstvertrauen. Dieses wird als Voraussetzung für den Aufstieg in eine höhere Position gesehen, denn kein Selbstvertrauen führt zur Tatenlosigkeit. Studien fanden heraus, dass Frauen im Gegensatz zu Männern viel weniger an sich glauben, dadurch keine Karriereambitionen haben und erst gar nicht den Schritt in die höhere Position wagen. Ein möglicher Grund für die Scheu könnten die mangelnde Rollenvorbilder in höheren Positionen sein und somit der Status eines „tokens" sein, was zum nächsten strukturellen Hindernis führt. Durch die Unterrepräsentanz von Frauen in Führungspositionen haben Frauen in niedrigeren Positionen keine Vorbilder und entwickeln daher auch keine Ambitionen, einen Karriereweg einzuschlagen. Sie würden somit in den Führungspositionen als „tokens" mit ihrem Geschlecht auffallen, welches sowohl vorteilhaft ist, da man auffallen sollte um aufzusteigen, aber auch negativ, da auch kleinere Fehler gesehen werden.

Ein anderes, aber auch wichtiges strukturelles Hindernis, ist der Mangel an Kinderbetreuungseinrichtungen, welche essentiell für aufstiegsorientierte Frauen mit Familie sind. Die Vereinbarkeit von Familie und Beruf, als eines der entscheidensten Hindernisse, würde mit der Bereitstellung von betriebseigenen Betreuungseinrichtungen reduziert werden.

Die Hindernisse, die auf eine Frau einwirken und sie somit vom Aufstieg in eine Führungsposition in Krankenhäusern abhalten, können demnach nicht an einem entscheidenden Grund festgemacht werden. Die Kombination aus sozialen, individuellen und strukturellen Einflüssen sorgt schlussendlich für die Unterrepräsentanz in Führungspositionen.

Literaturverzeichnis

Abele, A E. (2013): Berufserfolg von Frauen und Männern im Vergleich. Warum entwickelt sich die „Schere" immer noch auseinander? In: *GENDER* (3), S. 41–59.

Acker, J. (2013): Hierarchies, Jobs, Bodies: A Theory of Gendered Organization. In: Müller U., Riegraf B. und Wilz S.M. (Hrsg.): *Geschlecht und Organisation.* Springer Fachmedien Wiesbaden, Wiesbaden, 86-105.

Antidiskriminierungsstelle des Bundes (2019): Allgemeines Gleichbehandlungsgesetz (AGG), 12. Aufl.

Athenstaedt, U.; Alfermann, D. (2011): Geschlechterrollen und ihre Folgen. Eine sozialpsychologische Betrachtung. 1. Aufl. Kohlhammer, Stuttgart

Baller, G.; Schaller, B. (2017): *Kommunikation im Krankenhaus.* Springer Gabler, Berlin Heidelberg.

Barsch, J.; Yee, L. (2012): Unlocking the full potential of women at work. McKinsey&Company, Toronto. Online verfügbar unter https://online.wsj.com/public/resources/documents/womenreportnew. pdf, zuletzt geprüft am 07.05.2019.

Bath, J. (2019): *Der Girlboss Mythos.* Springer, Berlin Heidelberg.

Bea, F. X.; Schweitzer, M. (2011): Allgemeine Betriebswirtschaftslehren. Band 2: Führung. 10. Aufl. Fischer; Lucius et Lucius (Grundwissen der Ökonomik : Betriebswirtschaftslehre, 1082), Stuttgart

Blum, K.; Löffert, S. (2010): Ärztemangel im Krankenhaus. Ausmaß, Ursachen, Gegenmaßnahmen. Deutsches Krankenhausinstitut, Düsseldorf

Bothe, H. (2013): Aufbauorganisation. In: Goepfert, A.; Conrad, C. B. (Hrsg.): *Unternehmen Krankenhaus. 1. Aufl.* Georg Thieme Verlag KG, Stuttgart, 123-136

Bröckermann, R. (2016): Personalwirtschaft. Lehr- und Übungsbuch für Human Ressource Management. 7. Aufl. Schäffer-Poeschel Verlag, Stuttgart

Bruhn, Manfred (2016): *Qualitätsmanagement für Dienstleistungen.* Springer, Berlin Heidelberg.

Bryman, Alan (2013): Organizations alike and unlike. International and interinstitutional studies in the sociology of organizations. Routledge (Routledge library editions Organizations, 17)

Bundesministerium für Familie; Senioren; Frauen und Jugend (2010): *Frauen in Führungspositionen. Barrieren und Brücken.* Heidelberg

Bundesministerium für Familie; Senioren; Frauen und Jugend (2018): *Zweiter Gleichstellungsbericht,* Berlin

Busch, A.; Holst, E. (2012): Berufliche Geschlechtssegregation und Verdienste in Führungspositionen. In: Krell G, Rastetter D. und Reichel K. (Hrsg.): *GESCHLECHT MACHT KARRIERE IN ORGANISATIONEN: Analysen zur Chancengleichheit in Fach- und Führungspositionen. Baden-Baden. 1. Aufl.* Edition Sigma, Berlin, 81–98.

Capra F. (1992) : Führungsstile, Führungsmodelle. In: Fauth W. (1992) : *Praktische Personalarbeit als strategische Aufgabe.* Springer Fachmedien Wiesbaden, Wiesbaden

Cotter, D. A.; Hermsen, J. M.; Ovadia, S.; Vanneman, R. (2001): The Glass Ceiling Effect. In: *Oxfort Journals* (Vol. 80 No. 2), S. 655–681. Online verfügbar unter https://www.jstor.org/stable/2675593, zuletzt geprüft am 15.04.2019.

Croson, R.; Gneezy, U. (2009): Gender Differences in Preferences. In: *Journal of Economic Literature* (47:2), S. 448–474.

Daum, A.; Petzold, J.; Pletke, M. (2016): *BWL für Juristen. 3. Aufl.* Springer Fachmedien Wiesbaden, Wiesbaden

Dillerup, R.; Stoi, R. (Hrsg.) (2016): *Unternehmensführung - Management & Leadership. Strategien - Werkzeuge - Praxis. 5. Aufl.* Vahlen, München.

Eagly, A.; Carli, L. (2007): Women and the Labyrinth of Leadership. In: *Havard Business Review.* Online verfügbar unter https://hbr.org/2007/09/women-and-the-labyrinth-of- leadership, zuletzt geprüft am 16.04.2019.

Eagly, A.; Karau, S. J. (2002): Role congruity theory of prejudice toward female leaders. In: *Psychological Review* 109 (3), S. 573–598. DOI: 10.1037//0033-295X.109.3.573.

Eckes, T. (2008): Geschlechterstereotype: Von Rollen, Identitäten und Vorurteilen. In: Becker R., Kordendiek B. (Hrsg.): Handbuch Frauen- und Geschlechterforschung, Springer Fachmedien, Wiesbaden, 171–189

Fleps, J. G.; Büser, T. (2002): Anforderungen und Kompetenzen von Führungskräften. In: *Digitale Fachbibliothek Human Resource Management*, 1-48

Gautam, M.; Olsen. M.; Yates, M. (2018): ADVICE: Confidence: a key ingredient in leadership success. In: *Canadian Journal of Physician Leadership* (Vol. 5 No.1), 5–8

Gmür, M. (2006): The gendered stereotype of the 'good manager': Sex role expectations towards male and female managers. In: *Management revue (17 (2))*, S. 104–121.

Glöckler, U.; Maul, G. (2010): *Ressourcenorientierte Führung als Bildungsprozess. Systemisches Denken und Counselling-Methoden im Alltag humaner Mitarbeiterfüh rung.* VS Verlag für Sozialwissenschaften, Wiesbaden

Habermann-Horstmeier, L.; Albrecht, K. (2007): *Karrierehindernisse für Frauen in Führungspositionen. Ergebnisse einer empirischen Studie an 300 Frauen aus dem deutschen Mittel- und Topmanagement,* Steinbeis- Technoligietransferzentrum, Vellingen-Schwenningen

Haisch, J.; Weitkunat, R.; Wildner, M. (Hrsg.) (1999): *Wörterbuch Public Health. Gesundheitswissenschaften.* Huber, Bern

Hammer, R. M. (2015): *Unternehmensplanung. Planung und Führung. 9 Aufl.,* Olden- bourg- Verlag, München

Henn, M. (2009): *Die Kunst des Aufstiegs. Was Frauen in Führungspositionen kennzeichnet.* Bundeszentrale für politische Bildung, Lizenzausg. - Bonn

Henn, M. (2010): Wenn Frauen in Führung gehen. In: *Apotheken Manager* (1), 11–14.

Henn, M. (2012): *Die Kunst des Aufstiegs. Was Frauen in Führungspositionen kennzeichnet. 2. Aufl.* Campus-Verl., Frankfurt am Main

Hibbeler, B. (2012): Führungskräfte im Gesundheitswesen. Ärztinnenbund fordert feste Frauenquote. In: *Deutsche Ärzteblatt* 109 (37). Online verfügbar unter: https://www.aerzteblatt.de/nachrichten/51550/Aerztinnenbund-fuer-feste-Frauen- quote, zuletzt geprüft am 29.04.2019.

Hoff, E.H.; Grote, S.; Dettmer, S.; Hohner, H. U.; Olos, L. (2005): Work-Life-Balance: Berufliche und private Lebensgestaltung von Frauen und Männern in hoch qualifizierten Berufen. In: *Zeitschrift für Arbeits- und Organisationspsychologie A&O(* 49(4)), 196–207. DOI: 10.1026/0932-4089.49.4.196.

Hohner, H. U.; Grote, S.; Hoff, E. H.; Dettmer, S. (2003a): Berufsverläufe, Berufserfolg und Lebensgestaltung von Ärztinnen und Ärzten. In: Abele A. E., Hoff E.H. und Hohner H.U. (Hrsg.): *Frauen und Männer in akademischen Professionen. Berufsver- läufe und Berufserfolg.* Asanger, Heidelberg, 43–56.

Hohner, H. U.; Grote, S.; Hoff, E.-H. (2003b): Geschlechtsspezifische Berufsverläufe: Unterschiede auf dem Weg nach oben In: *Deutsches Ärzteblatt - Ärztliche Mitteilungen Ausgabe A* (100 (4)), S. 587–590.

Jendges, C.; Glöckner, V. (2016): Weiblich, gebildet, ausgebremst? In: *Im OP* (06 (05)), 229-223. Online verfügbar unter https://eref.thieme.de/ejournals/1611 7913_2016_05#/10.1055-s-0042-109566, zuletzt geprüft am 10.05.2019.

Kalaitzi, S.; Czabanowska, K.; Fowler-Davis, S.; Brand, H. (2017): Women leadership barriers in healthcare, academia and business. In: *Equal Div and Incl: An Int J* (36(5)), 457–474. DOI: 10.1108/EDI-03-2017-0058.

Kanter, R. M. (1977): *Men and women of the corporation.* Basic Books, New York

Kaup, J. (2015): Die Unterrepräsentanz von Frauen in Führungspositionen. Springer Fachmedien Wiesbaden, Wiesbaden

Kay, K.; Shipman, C. (2014): The Confidence Gap. In: *The Atlantic.* Online verfügbar unter: https://www.theatlantic.com/magazine/archive/2014/05/the-confidence- gap/359815/, zuletzt geprüft am 07.05.2019.

Koch, A. (2008): Elternzeit - Teilzeit - Aus(zeit)? Teilzeitrechte in Führungspositionen. In: *WSI* 61 (11-12), 612–618. DOI: 10.5771/0342-300X-2008-11-612.

Kohaut, S.; Möller, I. (2013): *Frauen in Führungspositionen: Punktgewinn in westdeutschen Großbetrieben - IAB-Kurzbericht No. 23/2013,* Institut für Arbeitsmarkt und Berufsforschung, Nürnberg

Kohaut, S.; Möller, I. (2016): *Führungspositionen in der Privatwirtschaft: Im Osten sind Frauen öfter an der Spitze.- IAB Kurbericht No. 2/2016,* Institut für Arbeitsmarkt und Berufsforschung, Nürnberg

Krulis-Randa, J. S. (1990): Einführung in die Unternehmenskultur. In: Lattman C. (Hrsg.): D*ie Unternehmenskultur. Ihre Grundlagen und Ihre Bedeutung für die Führung für Unternehmung.* Physica, Heidelberg, 1–20.

Küpper, G. (1997): Rationalität und Vertrauen als grundlegendes Organisationsprinzip im Krankenhaus: Spezifische Folgen für die weibliche Führungselite in der Pflege. Theoretische Überlegungen und empirische Befunde zu einer Befragung mit Pflegedirektorinnen in bundesdeutschen Krankenhäusern. In: *Zeitschrift für Gesundheitswissenschaften* 5 (4), 358-371

Lutz, B. (2018): *Frauen in Führung.* Springer Berlin Heidelberg, Berlin Heidelberg

Mahlmann, R. (2011): Führungsstile gezielt einsetzen. Mitarbeiterorientiert, situativ und authentisch führen. Online verfügbar unter https://www.netzwissen.com/beruf- ausbildung/fuehrungsstile.php, zuletzt geprüft am 20.05.2019.

Mangurian, C.; Linos, E.; Sarker, U.; Rodriguez, C.; Jagsi, R. (2018): What's Holding Woman in Medicine Back from Leadership. In: *Harvard Business Review.* Online verfügbar unter: https://hbr.org/2018/06/whats-holding-women-in-medicine -back-from-leadership, zuletzt geprüft am 09.05.2019.

Miksch, A.; Hermann, K.; Joos, S.; Kiolbassa, K.; Loh, A.; Götz, K. (2012): „Work-Life -Balance" im Arztberuf – geschlechtsspezifische Unterschiede in den Erwar- tungen von Medizinstudierenden. In: *Praevention und Gesundheitsforschung* 7 (1), S. 49–55   Müller, A.; Schreiber, N.; Greven S.; Vomberg E. (2016): *Frauen in Führungspositionen im Gesundheits- und Sozialwesen. Analysen und Empfehlungen für eine gendersensible Personalentwicklung.* Verlag Barbara Budrich, Opladen; Berlin; Toronto

Neuberger, O. (2002): *Führen und führen lassen. Ansätze, Ergebnisse und Kritik der Führungsforschung 6. Aufl.* Lucius & Lucius, Stuttgart:

Noland, M.; Moran, T.; Kotschwar, B. (2016): Is Gender Diversity Profitable? Evidence from a Global Survey. In: *Working Paper Series* (WP 16-3).

Osler, F. G. (2018): How full is the glass? A perspective on women in medical leadership in Canada. In: *Canadian Journal of Physician Leadership* (Vol. 5 Numb. 1), 33–38.

Oswald, J. (2017): Im Gespräch: Unternehmenskultur. In: *das Krankenhaus* (2.), 116–117

Parkes, L. P.; Langford P. H. (2008): Work-life balance or work-life alignment? A test of the importance of work-life balance for employee engagement and intention to stay in organizations. In: *Journal of Management & Organization* (14(3)), 267–284

Rastetter, D.; Cornils,. (2012): Networking: aufstiegsförderliche Strategien für Frauen in Führungspositionen. In: *Gruppendynamische Organisationsberatung* 43 (1), S. 43–60. DOI: 10.1007/s11612-011-0171-6.

Rixgens, P. (2018): *Führungsstil und Leistungseffektivität im Krankenhaus. Eine Studie zum Führungsverhalten von Pflegekräften und Ärzten.* Springer Gabler, Wiesbaden

Rothe, A. (2012): Krankenhaus: Karriere trotz Teilzeit. In: *Deutsche Ärzteblatt* (109(6)), 289–290. Online verfügbar unter: https://www.aerzteblatt.de/archiv/121903 /Krankenhaus-Karriere-trotz-Teilzeit, zuletzt geprüft am 08.05.2019.

Schlamelcher, U. (2011): *Paradoxien und Widersprüche der Führungskräfterekrutierung. Personalauswahl und Geschlecht.* Springer Fachmedien, Wiesbaden

Schmidt, R. (2008): Personalwirtschaft im Krankenhaus: Entwicklungslinien, Sachstand und Handlungsbedarf. In: Eckardstein, D. v.; Ridder, H.G. (Hrsg.) (2008): *Personalmanagement als Gestaltungsaufgabe im Nonprofit und Public Management. 3., erweiterte und völlig überarbeitete Auflage.* Rainer Hampp Verlag, Mering, 293-311

Schmitz, C.; Berchthold, P (2009): Managing Professionals - Führung im Krankenhaus. In: Amelung, V.E.; Sydow, J.; Windeler, A.: *Vernetzung im Gesundheitswesen - Wettbewerb und Kooperation*, Kohlhammer, Stuttgart, 167-179

Sewtz, S. (2006): *Karrieren im Gesundheitswesen. Eine geschlechtervergleichende Analyse der Professionen Medizin und Pflege.* Juventa Verlag, Weinheim

Sosa y Fink, S. (2013): Aufstiegsbedingungen weiblicher Führungskräfte unter besonderer Berücksichtigung des Gesundheits- und Sozialwesens. In: Ayan, T. (Hrsg.): Einsteigen Umsteigen Aufsteigen. Personenbezogene und strukturelle Rahmenbedingungen für Berufe und Bildungschancen im Sozial und Gesundheitssektor. Springer Gabler, Wiesbaden, 41-68.

Statistisches Bundesamt (Destatis) (2017a): 29 % der Führungskräfte in Deutschland waren Frauen. Online verfügbar unter: https://www.destatis.de/DE/Presse/Pressemitteilungen/2018/09/PD18 _362_122- .html, zuletzt geprüft am 22.05.2019.

Statistisches Bundesamt (Destatis) (2017b): Erwerbsbeteiligung der Bevölkerung - Ergebnisse des Mikrozensus zum Arbeitsmarkt - 2017.

Statistisches Bundesamt (Destatis) (2017c): Grunddaten der Krankenhäuser - Fachserie 12 Reihe 6.1.1 - 2017.

Statistisches Bundesamt (Destatis) (2018): Statistisches Jahrbuch 2018. Bildung.

Statistisches Bundesamt (Destatis) (2019): Frauenanteile nach akademischer Laufbahn. Online verfügbar unter https://www.destatis.de/DE/Themen/Gesellschaft- Umwelt/Bildung-Forschung-Kultur/Hochschulen/Tabellen/frauenanteile- akade-mischelaufbahn.html, zuletzt geprüft am 16.04.2019.

Struthmann, S. (2013): *Gender- und Diversity-Management.* Springer Fachmedien Wiesbaden, Wiesbaden.

Tonn, J. J. (2016): *Frauen in Führungspositionen.* Springer Fachmedien Wiesbaden, Wiesbaden.

Weissenrieder, C. O.; Graml, R.; Hagen, T.; Ziegler, Y. (2017): Ist die gläserne Decke noch aktuell? Untersuchung wahrgenommener Aspekte der Unternehmenskultur und der geschlechtsspezifischen Unterschiede in Karrierechancen. In: *GENDER* 9 (1), 115–132. DOI: 10.3224/gender.v9i1.08.

Wildenmann, B. (2015): Was sind Management- Kompetenzen und wie können sie konkretisiert werden. Springer Gabler, Wiesbaden.

Winston, B. E.; Patterson, K. (2006): An Integrative Definition of Leadership. In: *International Journal of Leadership Studies* (Vol.1 Iss. 2), 6–66.

Wörz, M. (2008): *Erlöse, Kosten, Qualität. Macht die Krankenhausträgerschaft einen Unterschied? 1. Aufl.* VS Verlag für Sozialwissenschaften, Wiesbaden.